JN192430

安心して生きる

心と呼吸セルフケアメソッド

山城 美優喜 著

目次

第4章 心の世界に目を向けよう

第5章 自律神経と【心と呼吸セルフケアメソッド】

第6章 人は究極的には安心したい

はじめに

宇宙にみなぎる安心を吸い込もう！

これからはじまるお話は、気持ちが安らかになり、日々を安心して生きていくためのものです。

生まれもった性質、生まれた環境、家族構成、親の接し方、それぞれが経験してきたことそれに対する感受性など、どれをとっても私たちは一人ひとり違います。身体面も体質も外見もすべて違います。

本書を読み進める中で受け止めたことや、実践してみたいと思うことも、一人ひとり違うことでしょう。

目標は、心の安心。気持ちが楽になり、安らかになること。

心と呼吸の客観視の意義について書かれた本や、自律神経のバランスをよくするために深い呼吸が大事だという本も多くあります。しかし、刻々と揺れ動く自分の感情や呼吸の状態をご存知でしょうか？

自分の心と呼吸の傾向やその状態をチェックし、把握することが先決です。本書にあるチェックリストで確認することができます（P28）。心と呼吸は別々に考えるものではなく、同時にとらえてみると、日常生活にいかすことができます。そうすることで、何をどう実行し、どう習慣化していけばよいのかがわかるでしょう。

【心と呼吸セルフケアメソッド】は、あなたに安心をもたらし、豊かな気持ちで毎日を過ごしていくことができます。自分を肯定し、自分をもっと好きになっていく。そんな生き方へと変わります。自分も他人も客観的にみることができるようになり、心の視野が広がります。さらに、目標や夢の実現にもつながっていきます。そしてあなたは、人生は意義深く価値あるものだと実感できるでしょう。

どんなに忙しい人でも、誰でも、いつでもどこでも、実践できる具体的な方法をお話したいと思います。

さあ、宇宙にみなぎる安心を吸い込みましょう！
心の中にあるネガティブな感情を、吐く息とともに手放しましょう。

お仕事の合間、家族との会話、起床時や就寝時、困難なときなど、どのような場面でも思い出しては実践してみる。
本書は、手帳のような存在。手元に置いてどんどん活用してください。

山城　美優喜

第1章

酸素は宇宙からのプレゼント

心と体が安心できる、ゆったりとした深い呼吸とは

私たちは、宇宙の活力エネルギーが満ちている中に存在しています。

宇宙の創造主は、一人ひとりの健康を願ってやまない心広き存在。あなたの体全体に酸素を巡らせ、血行をよくしたいと願い、あなたの生き方（息のしかた・思考）が健康であることを願って、いつもそこにいます。

そして、不安や不満、怒りなどの〝ふとよぎる〟感情を、呼吸によって改善することができると教えてくれています。

どんなに深呼吸が大切だとわかっていても、どんなに体中に酸素を行き渡らせることが大切だと言われても、実際に、日々刻々と揺れ動いている感情と自分の呼吸状態を知っていなければ、ゆったりとした深い呼吸を習慣化することは難しいものです。

自分の心と呼吸の傾向や状態は、チェックリストで知ることができます。

【心と呼吸セルフケアメソッド】とは、心と呼吸を簡単に循環・換気するための【安心

呼吸】と、湧き起こる感情と呼吸を整えるための【心と呼吸セルフケア】の２つの方法から構成されています。チェックリストにある『好きな言葉』を心に吸い込む新しい呼吸習慣であり、現在も、そしてこれからもずっと自分を安心させてあげるためのメソッドです。

目標は、心の安心です。

最初のうちは意識して、心の動きと呼吸を客観視します。それを積み重ねていくと徐々に慣れてきて、意識しなくても安心を得る「感情と呼吸習慣」を身につけることができます。

息という漢字は、自（分）の心と書きます。息を観るということは、自分の心を観ることと同じです。

自分の「心と体の状態」と「息の状態」は関連しています。

日常生活でいま起きていることを、どのような気持ちで見聞きして、心が揺さぶられ、どのような呼吸をしているか。誰のために、何のために、どのような感情と呼吸をして、いまをどう生きているか……。

心と呼吸は別々にとらえるものではありません。同時にとらえて客観視するとより具体的になり、メソッドを実践しやすくなるでしょう。

いま、あなたはどのような呼吸をしていますか？
心と体が安心できる、ゆったりとした深い呼吸ですか？

人は、安心してリラックスしているときや、広々とした大自然にいるときなどの快適な環境下では、ゆったりとした深い呼吸をしています。

逆に言えば、ゆったりとした深い呼吸を身につけると、心に余裕が生まれ、リラックスして、余計なことや不快なことを考える気にはなれません。そして、安心を得ることになります。

また、人は早歩きをしていても、ゆったりとした深い呼吸ができるという能力をもっています。それらの機能をしっかりと使っていきましょう。

私たちは運動や食事で体重をコントロールするように、心地よい人生をつくるために、心と呼吸をコントロールすることが必要であり、可能です。

現代を生きる私たちは、さまざまなことに誘発されて、大多数の方が自律神経のバランスを崩す傾向にあります。

どんなことをしても、どんな場所にいても、ゆったりとした深い呼吸をしていると気持ちが落ち着いて体調が整うだけでなく、家庭や職場の人間関係に大きな影響を与えていきます。

あなたの中には自分自身を安心させて、幸せを感じる力が最初から備わっています。宇宙は、その気持ちを応援したいと願い、いまもあなたを包み、静かに見守り続けています。

私たちは日常生活で相手の言動を見聞きして、つい心がとらわれてしまいますが、それをほとんど意識していません。そのとき、心は安心していません。

では、どうしたら心に安心をもたらすことができるのでしょうか。

【心と呼吸セルフケアメソッド】を活用した新しい習慣をはじめると、自分の脳内や心で言うグチ、不平不満、妄想が手に取るように把握できます。多くを考えていることがわかります。感情的に反応して、感情的に言い放つというパターンに気づくことができます。

それまでの心の習慣や生き方が見えてきます。

心が目覚めた状態になるので余裕が生まれ、相手に対しても、目の前で起きていることに対しても、適切に伝える言葉や方法が浮かび、自分自身が安心でき、適切な行動を取ることができるようになります。自分自身が客観的に見えるので、受け止め方が変化し、気分がすっきりします。

必然的に、応対のしかたやその結果も、後味のよいものへと変化します。興味が惹かれる楽しいことにエネルギーを使えば、自分の能力を発揮することにつながるでしょう。単純に、心と呼吸を見直す習慣を積み重ねていくことにより、気持ちが整理され、楽になり、安心を得ることにつながるのです。

最強の味方は、自分の中にあります。

宇宙は、私たちに対して「自分の本音を知り、安心して生活していく」ことを望んでいます。

私たちは、生き方を見直す力やそのための自由をもっています。たった1秒後、誰かの存在や過去の出来事にとらわれることのない新しい生き方を選ぶことができるのです。

【心と呼吸セルフケアメソッド】とは、人生をステップアップするための踏み台でもあり、心が自由になっていくための手法です。

ひとりの時間を楽しむことが多かった思春期

１９５８年、沖縄県コザ市（現沖縄市）に生まれた私は、幼少期の頃、カトリックの幼稚園に通っていました。

ある時期から、昼食時間がくると決まって「おなかが痛い」と言って休ませてもらうようになりました。

担任シスターは、「仮病？」という疑いの表情や、「神の前において、嘘をついてはいけません」と言ったり、無理やり食べさせることはありませんでした。

いま振り返ると、担任シスターは神に祈り、答えを求めて私に接していたのかもしれません。内側に真の強さを秘め、慈愛に満ちた表情が印象的な信頼できる方でした。

ある日、母が「かわいい小さなお弁当箱」を買ってきてくれました。

担任シスターが、私の状況を母に伝えたのでしょう。その日から、私の「仮病」は終わりました。なぜそのような行動を取ったかというと、まだ幼かった私は、「お弁当を残してしまうこと」を怖れていたように記憶しています。

食べ物を残すことに対して、厳しい教育方針があったかどうかは覚えていませんが、私は「お弁当を残す罪悪感」よりも「仮病」を選んだのです。


小学生になった私は、両親からのすすめもあり、幼稚園に併設されたカトリック教会へ通うことになりました。

かつての担任シスターはすでに異動となり、再び会うことはできませんでした。そのため、教会で過ごす時間はじつに味気ないものでした。

両親は、クリスチャンでも仏教徒でもないのに、私に対して、キリスト教と生長の家の教えを学ぶようにすすめてきました。それは後々、貴重な体験をさせてもらったと感謝して受け止めましたが、当時の私は学びたいという気持ちがなく、「学校が休みの日くらい、ゆっくりさせてほしい」といつも思っていました。

その後、自宅の転居にともなって近隣のバプテスト教会へ通うことになり、祈りと信仰は自然と私の生活に根づいていきました。

キリスト教会には10年ほど通いましたが、私は、洗礼を受けてクリスチャンになる道を選ぶことができませんでした。それでも、教会の牧師夫妻は温かく見守ってくれました。現在、私はどの宗教にも属することなく、心静かに自分と周囲のことを祈る日々を送っています。

私は小学校・中学校・高校とそれぞれの時期に転校を経験しました。3度にわたる転校のため、人生の早いタイミングで人間関係の大変さを味わうことになったのです。大好きな友人と別れては、新たな環境でまた友人をつくる。そのことへの情熱は少しずつ冷めていきました。

もともと家族を傍観するような傾向があった私は、ますます客観的に人間関係を見るようになりました。そのため、聖書や海外の女流作家の小説を読んだり、花々の香りを楽しんだり、空想の世界に入ってはひとりの時間を楽しむようになったのです。

高校を卒業する頃には、学校や組織に対して苦手意識があったせいか、静かな職場環境の仕事に就きたいと考えました。

大学への進学はまったく考えませんでした。4年ものあいだ、たくさんの学友がいる環境に身を置くことを想像するだけで怖ろしかったのです。

その意に反して、私は大学に進学。4年間も学生生活を送ることができるか常に危ぶまれていましたが、同じ保健学科の心温かい仲間とともに学び、さらに新設された医学科の仲間とともに東洋医学研究会を立ち上げ、広く深くものを考えるチャンスを与えられたのです。そして、ようやく大学生活に馴染んでいきました。

東洋医学との出会いで呼吸の大切さに目覚める

当時の私は、早くもさまざまな不定愁訴に悩まされるようになりました。ハイヒールを履くと、肩こりや腰痛が起きる。食欲がなく、太りたくても体重が増えない。眠りが浅く、体が硬い。ときどき偏頭痛がして、肺活量も低い……。それらの症状に対して、「東洋医学であれば、解決できるのではないか」という希望をもったのです。

現代のように、スマートフォンやインターネットで何でも検索できる時代ではありません。研究会の仲間とともに、専門家へ直接取材をしたり、図書館や書店に通っては知識を吸収していました。

そこで出合った考え方に、私は魅了されました。強い体にはなれなくても、体調を整えることができることを知ったのです。

東洋医学を学ぶうちに、不定愁訴を起こしている原因について、なんとなくわかってきました。なかでも姿勢が悪く、呼吸が浅くて短いことに着目した私は、操体法（当時、仙台市の橋本敬三医師が東洋医学を修得し創始した、呼吸に重点を置いた運動療法）と出合ってすぐに実践しはじめ、体が軽くなることを体感したのです。

体調が改善することで、私は生活習慣の積み重ねによる病気の予防にも関心をもちました。そして卒業後は、自分の生き方をゆっくりと見つめてから就職したかったのですが、その気持ちを無視して、すぐに就職が決まりました。

その後に転職し、23年間、私は市役所の職員として保健事業に携わることになります。

社会に出ると、現場の仕事に追われる毎日でした。

結婚したら専業主婦になり、心にゆとりをもって子育てをしたい。そして、子どもたちが成長したら再就職をしよう。

当初はそのように考えていましたが、再びその気持ちを無視し、仕事、結婚、妊娠、出産、家事や育児といった忙しさの波にのまれ、ボンヤリすることも、祈ることも忘れる生活に突入したのです。

毎朝、出勤のために私は家族の誰よりも早く家を出ました。自宅で好きな読書を楽しみたいと思っても、専門職である仕事関係の資料を読むことに追われ、思うようにはいきません。公務員とはいえ、残業も休日出勤もあるわけです。

３人の子どもを授かり、楽しいこともたくさんありましたが、子育てにおいては、急な発熱や学校行事などそれぞれの事情に応じて仕事を休む必要があり、職場の方たちに気兼ねしたり、遠慮したりすることもたびたびありました。次第に、仕事と家庭にバランスよく生きがいを感じることが難しくなり、徐々に仕事に生きがいと充実感を見出していくようになりました。

「私が望んだ生き方」から現実が離れていくその心の変化に悩みました。

家庭での私の笑顔は消え、そのツケとして、私の呼吸は不安定になっていきました。とくに過呼吸と偏頭痛には相当悩まされました。「本当の自分に戻りたい」「魂が喜ぶ生き方をしたい」という心の声にやっと意識を向けたことで、私は退職することにしました。そして、「自分の思い通りには生きられない」という人生に対する思い込みを、心の中から手放していこうと決めたのです。

悩める日々を経て【心と呼吸セルフケアメソッド】を考案

退職後は、通勤しなくてもよいので楽にはなりましたが、長年組織の一員として働いていた習慣からはすぐに抜け出すことができませんでした。同僚と切磋琢磨しながら楽しく過ごした日々や、組織とのつながりに未練を感じたこともありました。

また、子どもたちを乳児の頃から保育園に預けて勤めてきたため、思春期を迎えた子どもたちとの接し方にとまどい、彼らの感情に面食らうこともありました。部活動に忙しくなった彼らに、家の手伝いをすることの価値を伝えたくても今さらうまく伝わらず、そのもどかしさや体調不良もあり、暗い気持ちになったりもしました。

退職してすぐの頃は、自分の内側の世界よりも、外側の世界に心を向けてしまっていたのでしょう。いくつか趣味の教室にも通いましたが、心の奥底からの満足は得られませんでした。


一方で、周りを見渡してみると、楽しく自由に人生を謳歌している同世代の方たちがいることがわかりました。心豊かに生きる方たちを目の当たりにした私は、「これまでの追われるような生き方は何だったのだろう」と思いました。

そんなときは、庭にイスを置き、そこに腰かけて読書をしました。大自然の中に身を置き、自分の時間（命）を好きなことに使うトレーニングをはじめたのです。

こうして私は、讃美歌を口ずさんだり、静かな音楽を聞きながら、気持ちのゆとりを自分にどんどん与えるようにしました。

自分の中の「我」や「傲慢さ」と闘いながら、何度も横道にそれながらも、ある日突然、「幸せ、幸せ……そのままでいいよ。私らしく生きよう。そのままでいいよ」と心が語りかけてくるのを感じたのです！

乾き切った私の心が、ようやく潤いはじめました。

やがて私は、こう考えるようになりました。

人間がつくる外側の世界に振りまわされず、自分を信頼し、他人と比較せずに、与えられた人生を歩んでいこう。心の目を覚まして、自分の内側をしっかりと見つめていこう。人は、この世に生まれてくるときに、条件に左右されることのない安心して生きる方法（コツ）をすでに与えられているはずだ、と。

そして、自分の呼吸と感情を日々客観的に見直し、安心ベースと自律神経との関連をまとめていた私は、メンタルケアを学び、しばらくしてオリジナルの【心と呼吸セルフケアメソッド】を考案したのです。

心身の安心ベースは、「心」＋「呼吸」

私は長年にわたり、市役所の職員として保健事業に携わる中で、生活習慣病予防の健康相談を重点的に行ってきました。

改善したいと考えている相談者に対し、健診結果の問題点と改善策への気づきを促すように支援してきたのです。

症状を重症化させないためにも一緒に考え、それぞれが実行しやすいかたちで目標を設定することを大切にしました。そのため、私は生活習慣の問診票の作成に力を注ぎました。

これから紹介するチェックリストおよび【心と呼吸セルフケアメソッド】は、そのような私の経験をベースにして生み出されました。


心身の安心ベースは、「心」＋「呼吸」です。

「心」とは、『好きな言葉』＋とらわれない・内心の笑顔・オンとオフの時間を大切にする・質のよい睡眠・心の目覚め・自然の癒やしに心を合わせる・食事をゆっくりと感謝して味わう・至福感など。

「呼吸」とは、ゆったりとした深い呼吸＋仕事・日常生活の動作・思考・ストレッチ～ダンス・歌うなど。

次のチェックリストは、この考え方をベースにしています。

【チェックリストⅠ】は心（感情）のクセや状態を、【チェックリストⅡ】は呼吸のクセや状態をみることができます。これにより、日常生活においてあなたが安心ベースで過ごしているかどうかがわかるのです。

ただし、このチェックリストは感情や性質などのすべてを網羅しているわけではありません。また、性格診断や、現在の心のあり方を判定するものでもありません。自分を責めたり否定したりせず、あくまでも日常生活における心と呼吸の傾向を把握して、生活の中で活かしていくためのものです。

チェックリストでは、1つの質問に対して基本的に1つを選択します。選択に悩むときは△をつけたり、2つ選んでもかまいません。

何となくこれかな……というような感じで気軽にチェックしてください。

各チェックリストの後に参考となる選択のポイントをまとめました。チェックリストと一緒に読んでみてください。

【チェックリストⅠ】日常生活での心のクセや状態

年　月　日

①睡眠時間以外のオフタイムやリラックスタイム
（ある・ない）※ある場合は、毎日・週2〜3回程度・その他（　　　　　　　　）

②他人の欠点や、苦手な人の言動に対する反応・クセ
（怒り・拒否・軽蔑・不安・我慢・不満・とらわれるがすぐに忘れる・とらわれない・意識したことがない）

③他人といるときや会話しているときに、心は目覚めている
（YES・NO・場合による・意識したことがない）

④後悔・悩む・不安・自責・ネガティブな妄想癖など
（よくある・ときどきある・ない）

⑤ネガティブな内容のテレビ番組や会話に対する反応癖
（とらわれる・とらわれない・避けている）

⑥本音と実際の行動が一致している
（常にそう・場合による・ほとんどない・意識したことがない）

⑦家族や身内との関係
（満足・とくに気にならない・葛藤がある）

⑧笑い
（よく笑う・普通・笑わない）

⑨鏡を見るときにニッコリする
（YES・NO）

⑩不快感情から快感情への気持ちの切り替え
（早い・とくに気にならない・ひきずる）

⑪自分のことが好きで長所を認めている
（YES・NO・どちらとも言えない）

⑫食事をするときは幸福感、感謝、味わう余裕がある
（YES・NO・意識したことがない）

⑬腹八分など適度の量で満足できる
（YES・NO・意識したことがない）

⑭ 睡眠の質
（よい・普通・悪い・わからない）

⑮ 道ばたの花々に目がいく、海や星々を眺めるなど自然界の癒やしに心を合わせる、自然を満喫するひとときをもつ
（YES・NO）※YESの場合は、毎日・週2〜3回程度・その他（　　　　　　　　）

⑯ 好きな言葉（5つを選択）
喜び／愛／自由／健康／安心／肯定／許す／穏やか／自信／余裕／調和／尊敬／笑顔／祝福／豊か／智恵／リラックス／安定／誠実／ご機嫌／感謝／幸福／平和／信頼／明朗／
その他（　　　　　　　　）

⑰ 嫌いな言葉（5つを選択）
欲望／欠乏／不安／不幸／後悔／無視／傷つく／あせる／落胆／いらだつ／不快／悲観／不平不満／憎む／悪口／心配／差別／軽蔑／怒り／不機嫌／責める、否定／妄想／悩む／

その他（　　　　　　　　　　　　　　　　）

選択のポイント

①ひとりで静かなひとときをもてるもの。ボンヤリする、祈りや瞑想、入浴など、肩の力を抜くもの。心が落ち着くことなど、気持ちがゆったりとするもの。テレビやスマホ画面を見ることは含まない。

②苦手な人とは、嫌いな言動をする相手とも言える。傲慢な人、しつこい人、よくミスをする人、不平不満の多い人、のんきな人など。苦手だと思う相手は、人それぞれに異なる。

③心の中で相手に対して何の批判もしていない。責める気持ちやとがめる気持ちがない。

感情的にならず、相手が話している内容に集中できる（相手は間違っている、説得したい、自己主張したいなどとは考えない）。

④あの人のせい、私のせい、こうすればよかったなど、くよくよ考えること。ネガティブな妄想とは、嫉妬心や懐疑心などが晴れずに、さまざまな不安や怒りなどが心に渦巻くこと。

⑤政治討論、事故や災害などの報道に激しく動揺する。不安になる。すぐに忘れる人は、とらわれない。思い出したり、同じ内容にこだわる場合はとらわれる、とする。

⑥自己中心的で、自分勝手にルールを無視して行動することではない。一致していないのは、期待に応えて無理をする（無理がなく、自他ともに喜ぶ場合は一致しているととらえる）。優しくしたいけれど強い言動をする。自分を肯定したいけれど否定する。ときには、のんびりしたいと願う気持ちはあるが、忙しくしているほうが落ち着くと感じる。Aを選択したいが、他人の目や反応、評価を気にしてBを選択する、など。

⑦誰にでもいくらかの葛藤はあるが、わだかまりがほとんどない場合と、いろいろあるけれど何とかうまくいっている場合は満足。責める気持ちがあるなどの場合は、葛藤があるととらえる。

⑧よく笑うとは、ハイテンションのことではない。自然と微笑む、内心に喜びや明るい気持ちがある、楽観視できる場合もよく笑うことを選択する。

⑨鏡を見たときに、心身を弛緩させる余裕をもてているか。

⑩自分自身で切り替えができるなら早い。悪口や不満を言ったり、思い出す場合は引きずる。

⑪他人と比較せずに自分を認めるなど、どんなに小さなことでもよい。

⑫ 1日に1食でも「自然の恵みに感謝」「作ってくれた人に感謝」「幸せ」と感じることができればYES。

⑬ 量加減をコントロールできるか、ストレス食いをしていないかどうか。

⑭ 質のよい睡眠とは、起床時にスッキリと目覚める。中途覚醒してもすぐに眠ることができる。5~7時間まとめて熟睡した。日中の活動に支障がない。質の悪い睡眠とは、考え事ですぐに熟睡できない。少しの物音、光などでもすぐに目覚める。中途覚醒してなかなか寝つけない。日中ひどい眠気が起こるなど。

⑮ 目的地への往復の中で、四季折々に咲く花を見るゆとりがある。自然界の美しさ、花々の可憐さなどに心がはずむ。自宅で庭を愛でる、星々を眺めるなど。

⑯ その他に、記載されていない自分の『好きな言葉』を記入。

⑰その他に、記載されていない自分の『嫌いな言葉』を記入。

【チェックリストⅡ】日常生活での呼吸のクセや状態

年　月　日

①パソコンやスマホの操作など、何かに夢中または集中しているときの呼吸
（ゆったりと深い・浅い・意識したことがない）

②急いでいるときの車や自転車の運転時での呼吸
（ゆったりと深い・浅い・意識したことがない）

③出勤時のバスや電車、雑踏の中での呼吸
（ゆったりと深い・浅い・意識したことがない）

④会議中や苦手な人との会話の中での呼吸
（ゆったりと深い・浅い・意識したことがない）

⑤ネガティブな妄想・考え事・後悔しているときの呼吸
（ゆったりと深い・浅い・意識したことがない）

⑥批難・不満・怒り・イライラ・焦りがあるときの呼吸
（ゆったりと深い・浅い・意識したことがない）

⑦緊張・不安・がまん・指摘を受けたときの呼吸
（ゆったりと深い・浅い・意識したことがない）

⑧風邪・頭痛などの体調不良や過労、睡眠不足のときの呼吸
（ゆったりと深い・浅い・意識したことがない）

⑨悪い姿勢、猫背・同じ方向へのねじり姿勢のときの呼吸
（ゆったりと深い・浅い・意識したことがない）

⑩家事や労働、日常生活動作のときの呼吸
（ゆったりと深い・浅い・意識したことがない）

⑪アロマが香るなどの静かなオフタイム、ほっとするひとときでの呼吸
（ゆったりと深い・浅い・意識したことがない）

⑫起床時や就寝前の呼吸
（ゆったりと深い・浅い・意識したことがない）

⑬いびき
（ある・ない・わからない）※ある場合は、毎日・時々・仮眠時・過労時

⑭１日の中で呼吸を見直すひとときがある
（ある・ない・意識したことがない）

⑮１日に１回以上は新鮮な外の空気を味わう
（ある・ない・意識したことがない）

⑯呼吸と心身の緊張や不定愁訴（頭痛・イライラ・不眠など）は関連すると思う
（ＹＥＳ・ＮＯ）

⑰就寝前・起床時・仕事の合間などに深い呼吸を取り入れたストレッチ、マッサージ、ヨガなどを行う
（ＹＥＳ・ＮＯ）※ＹＥＳの場合は、毎日・週２～３回程度・その他（　　　　　）

選択のポイント

「ゆったりとした深い呼吸」とは、鼻から静かに少しずつ吸う。鼻または口からゆったりと少しずつ吐く。

吐き切り、吸い込むときには胸に深く、あるいは腹部に深く吸い込む。自然に深く吸い込んでいる。吸うときに喉（気道）がしっかりと開いている。

吸う息・吐く息の長さが同じか、吐くほうが長い（吐く息：吸う息＝3：3、5：3など）。

「浅い呼吸」とは、短い、吐き切っていない、こらえているような息。

喉がときどき閉じた感じ。気道がしっかりと開いていない。短く浅い（吐く息：吸う息＝2：2、1：1など）、一時停止するクセがあるなど。

心と呼吸のクセや状態を知ってどう感じましたか？

チェックリストは、毎日忙しく過ごす中でのいまの自分を見つめ直し、ネガティブな方向に感情や呼吸が揺さぶられることなく、安心して楽に生き、ゆったりとした深い呼吸とともに自分を向上させていくためのものです。

自分にはこういう面があるのだな
その状況での呼吸は、こんな感じなのね
呼吸なんて、意識したこともなかったな
この項目は、選択するのに悩んだ

リストをチェックしながら、自分自身をさらっと客観視してみてください。

チェックリスト Ⅰで気づいたことを書き出してみよう

◎どのような心のクセに気づきましたか？

◎感じたことはどんなことですか？

チェックリスト Ⅱで気づいたことを書き出してみよう

◎どんなときに、ゆったりとした深い呼吸をしていますか？

◎自分の呼吸を見直したほうがよいのは、どんなときですか？

次の章では、【心と呼吸セルフケアメソッド】の一つの要素である【安心呼吸】についてお話ししていきましょう。

第2章 安心呼吸・実践編

【安心呼吸】ってなに？

この章では、【心と呼吸セルフケアメソッド】の要素の一つである【安心呼吸】について、どのように実践するのかをご説明していきましょう。

ふだん私たちは何気なく、何の意識もせずに呼吸をしています。

【安心呼吸】では、酸素を吸うときも吐くときも、自分の内面・体・呼吸・感覚・感情・意識などを広々とした宇宙に向けます。

吸うときは、酸素を全身に届ける気持ちで静かにゆっくりと吸い込みましょう。チェックリストの中の『好きな言葉』、安心・幸福・平和・自由などをゆっくりと吸い込み、心に行き渡らせてください。

姿勢は、リラックスしてのんびりできるほうがよいので、練習では目を閉じて、大の字の仰向け姿勢がおすすめです。酸素を鼻から吸い、鼻または口から吐き出します。

次の言葉は、声に出してもよし、心の中で言ってもかまいません。

宇宙よ、酸素をいただきます
私はいま、体中に酸素を届けています
私は、宇宙にみなぎる安心を吸い込みます

吐くときは、『好きな言葉』とは反対の気持ち、つまりチェックリストにあるような『嫌いな言葉』の気持ちを呼気とともに静かに吐き出します。心の中にあるネガティブな気持ちは、目には見えませんが、誰の心の中にも潜んでいます。表に出る前に無くしてしまいましょう。

「私は、宇宙にみなぎる安心を吸い込みます」という場合には、「私は、自分の心の奥にある不安を吐く息とともに手放します」と言って息を吐き切ります。

「私は、宇宙にみなぎる喜びを吸い込みます」という場合には、「私は、心の奥にある悲しみやつらさを吐く息とともに手放します」と言って息を吐き切ります。

「私は、宇宙にみなぎる豊かさを吸い込みます」という場合には、「私は、心の奥にあるお金の欠乏感、能力の欠乏感を吐く息とともに手放します」と言って息を吐き切ります。

このように、自分の状況に合わせて言葉を選んで行いましょう。引き続き、選択した『嫌いな言葉』も吐く息とともに手放してください。

私たちの体は食事をいただき、不要物を排泄するという見事な機能をもっています。【安心呼吸】とは、目には見えない腸をきれいに保ちながら食べることに似ています。宇宙に満ちている素敵なエネルギーである『好きな言葉』を吸い込み、心の栄養にならない気持ちは呼気と一緒に吐き出し、どんどん自由になることが大切です。それは宇宙呼吸とも

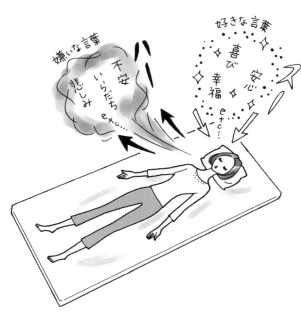

言えます。そんなあなたを宇宙はしっかりと浄化してくれます。

呼吸本来がもつ見事な機能を、大多数の方はきちんと活用できていません。これからは意識して呼吸を活用し、安心な生活を築いていきましょう。

呼吸の際に長さをどうするかなどを細かく考えすぎると、継続することが難しくなります。

私がもっともお伝えしたいのは、【安心呼吸】です。

呼気・吸気の長さには個人差があります。血圧のように日内変動し、感情にも左右されます。

副交感神経を優位にして、リラックスするためには吐く息を長くします。

吐く息と吸う息の割合は、４：２または５：３など、深く長い呼吸であれば７：５、あるいは７：７など同じ長さでもかまいません。自分の体調に合わせて楽にできる長さを選んでください。

呼吸が浅い人や肺活量の低い人は１：２、１：１などと短めです。悩みを抱えていたり、妄想や怒りや我慢をしているとき、または姿勢が悪いときには肺が広がらないために喉が閉じやすく、息を吐いたまま止まっていることもあるかもしれません。

少しずつでも、ゆったりとした深い呼吸にしていきましょう。

起床時や就寝時、余裕があるときに気持ちよい、ゆったりとした深い呼吸で【安心呼吸】を練習しましょう。また仕事中、暗く不安な気持ちに襲われたときに【安心呼吸】を習慣づけると、いつでも快適な気分に切り替えることができます。また、「排泄すべき不要物」と「不安定な呼吸」が瞬時にみえるようになっていきます。

「いまの私の呼吸は、安心できる呼吸だろうか？」

このように、たびたび自分の心へ問いかけてみてください。

自分の呼吸のクセを知ることにより、これからの生き方（息方）を安心したものにできるでしょう。

第3章
心と呼吸セルフケア・実践編

【心と呼吸セルフケア】ってなに？

私たちは、他人の言動が気にさわると、ついそれに心を奪われて知らず知らずのうちに何かを心でつぶやいてしまうものです。

失礼な人！
こうすればいいのに！
どうせ私なんか……
何だか落ち込むなぁ……

このような感情のとき、心は安心していません。『好きな言葉』がすぐにどこかへ飛んでいってしまう習慣になっています。それは誰しも経験することです。
ふいにネガティブな感情が湧き出ると、その感情に振り回されてしまいがちです。また、あなたは感情が揺れ動くまま、相手に意見したくなることはありませんか？

そんなときは、自分の感情と呼吸を冷静に観察し、勝手な思い込みや怒りに振り回されている自分を客観視しましょう。それだけでも心に余裕が出てきます。

相手の言動よりも、自分に注目するのです。

すると、呼吸によって落ち着きを取り戻すことができます。それは自分の感情に対して見て見ぬふりをしたり、感情にフタをして押し込むということではありません。

自分自身を「安心できる状態」に導くことは、誰にでも可能です。ネガティブな感情を爆発させたり心に溜め込んだりせず、きちんと整理する。その方法を知ることは非常に大切なのです。

安心を得るためには、心と呼吸を同時にセルフケアすることが有効です。

そのためにも、私が生み出した【心と呼吸セルフケア】のお話をしていきましょう。

①　自然に起こる感情（怒り・後悔・欲望・悲しみ・いらだちなど）と、そのときの呼吸の状態を客観的にみて受け止めます

②　心と呼吸の状態を教えてくれた「自分の心」にお礼を言います

③ゆったりとした深い呼吸に集中します。ネガティブな感情を吐く息とともに手放し、チェックリストの『好きな言葉』を吸い込みます

④望ましい状態に焦点を合わせ、安心できて落ち着く言葉を自分に言って聞かせます

《例》「うまくいくことを信じます」「必ず整います」「心配無用」

第2章の中で、【安心呼吸】とは「目には見えない腸をきれいに保ちながら食べることに似ている」とお話しました。

一方で【心と呼吸セルフケア】は、掃除や片付けに似ています。

不要な物は処分し、必要な物や好きな物だけを改めて収納する。心に置く必要のない感情を整理してスッキリとシンプルに生きる。それは意識的であり自発的です。そのような気持ちで行ってください。ネガティブな感情をまずは吐く息とともに手放し、そのあとで自分の状況に合わせて『好きな言葉』を吸い込むのです。

※　※　※　※　※

《例1》

アイツの言動がいちいち気にさわる

アイツのやることなすこと、視界に入ってきて嫌になっちゃう

あ～、アイツの存在にとらわれず自由に過ごしたい……

アイツのばかやろう！

アイツなんか大嫌い！

もっと能率よく仕事しなよ！

アイツのせいで、自分の仕事に集中できない

いま、私はそう感じている。いまの呼吸は……、荒いな。

そのことを教えてくれてありがとう。アイツばかりをみないで、自分の心と呼吸のセルフケアに専念しよう。

私は、アイツを責める気持ち、「アイツは仕事のできが悪い」と思う気持ちを吐く息とともに手放します。

私は、宇宙にみなぎる安心、余裕、肯定……を吸い込みます。そして、自分の仕事に専念します。安心がいちばん。私は自分の仕事を大切にします。これでスッキリしました！

相手の欠点や嫌いな点を思い出すのではなく、「アイツのせい！」と思っている自分自身に、まずは気づいてください。

本当に相手が悪いのかもしれませんが、揺れ動く感情にとらわれていると、自分の心も時間もその相手に奪われていることになるのです。あなたは自由を味わっていないことになるのです。
『好きな言葉』を吸い込んで心を満たすと、自分の大切な時間を仕事も含めて好きなことに使えるため、気持ちが自由で楽になります。「アイツ」は、同僚や家族などに当てはめて応用してください。

※　※　※　※　※

《例2》

こんなこと、しなければよかった
あのとき、こう言えばよかった
あ〜、後悔
しくじってしまった……

いま、私はそう感じている。このしくじりの結果を怖れているのかな？　嫌われてしまうから？　はずかしいから？

そうか、私は最悪の結果を想像して不安を感じているんだ。いまの呼吸は……喉が苦しい。誰も私に「不安になりなさい」とは言っていないし、「最悪の結果に恐怖しなさい」とも言っていない。それなのに、自分で勝手に「しくじった結果」の妄想で苦しんでいる。そのことを教えてくれてありがとう。ゆったりとした深い呼吸でセルフケアしよう。

私は、最悪の結果を心配して怖れる気持ちを吐く息とともに手放します。

私は、宇宙にみなぎる安心、リラックス、信頼……を吸い込みます。心配無用、もう大丈夫です！


心配や不安をベースにして生きている人は多いものです。このようにネガティブな妄想に引きづられることなく、【心と呼吸セルフケア】を行いましょう。

※　※　※　※　※

ほかにも、このような気持ちになるときがありませんか？

相手に、このことをわからせたい
アイツ、いつも自分を正当化して、少しは反省しろよ！
私の方が、高く評価されていいと思う
こんな子育てでよいのか不安だなぁ……

このようなネガティブ感情が湧き出るとき、心の内側にある「笑顔のあなた」が隠れてしまっています。

それでも、不安であれば叫んでよいのです。「私は不安だ！」と叫んでみましょう。そして気持ちが落ち着いたら、【心と呼吸セルフケア】を行ってください。

セルフケアのポイントは、他人の言動ではなく自分に注目すること。まるで第三者として自分を見るように、離れた位置から客観視するのです。

他人の言動にとらわれている状況は、「余裕がない」「呼吸が不安定」「安心ではない」「自分の大切な時間（命）を相手に与えている」ということに等しいと理解しましょう。自分の大切なハートのスペースに、相手を土足で踏み込ませないことが大切です。

ゆったりとした深い呼吸に専念していると、心に余裕が出てくるので、相手に『好きな言葉』で伝えることができます、すると、気分のよい行動が促され、結果として気分のよい状況が生まれます。

自分の大切な時間をゆとりあるものに変えて、安心と自由をもっと増やしていきましょう。

心の目を覚まして自分を客観視する

ゆったりとした深い呼吸をしているときは、心の目が覚めているので、ネガティブな妄想にはまることはありません。ネガティブな妄想中にふと我に返り、自分の呼吸と感情を観察してみてください。

我に返るとは、意識（呼吸）を取り戻すことに他なりません。本心に戻るのです。

逆に、ネガティブな妄想をしているときは、体は起きていますが意識のない状態、心の目が覚めていない状態です。

そんなときのあなたは「自分の人生（命）を生きていない」ことになり、呼吸が浅くて短いか、ときどき止まってしまうのです。

いまの自分がどのような気持ちでいるのか、何に対して感情を揺り動かされ、どのような呼吸をしているのか。『好きな言葉』から離れてはいないか。このように自分を客観視して、心をクリアにしていきましょう。

【心と呼吸セルフケア】を習慣化することは、自分を客観視する時間を多くもつことに他なりません。

人前で何かを発表するときにも、「うまくやれるかな」という不安や、「よい評価をもらいたい」という期待がある場合は、心にクモリがかかっています。自分の心と呼吸を客観視して心を目覚めさせ、発表の内容そのものに専念するようにしましょう。

相手の言動に対して怒り、不安、焦りなどを感じているとき、心は目覚めていません。心にクモリがかかっていて、迷路に入り込んだ状態なのです。

相手が話している内容そのものに集中しているか、自分が相手の言動に対して感情的な反応をしていないかを観察しましょう。

誰かへの怒りや不満を感じているとき、心は不安定です。それよりも、自分の心を安心させることがベースであり、目標になります。

それでは、「目の前の問題を放っておけばよいのか？」と疑問をもたれるかもしれませんが、まずは「どうすれば、自分の心に安心をもたらすことができるか」という思いを最優先しましょう。

不安や怒りなどのネガティブな感情をセルフケアして整理すれば、相手に対して言いたいことを伝えてもよいでしょう。

あとのことは、宇宙と自然の流れにお任せしてください。あなたが安心することで、本来の解決法に導かれるはずです。

あなたは、心の目が覚めていますか？
いまの考えは、安心できることでしょうか？
相手に伝えることは、『好きな言葉』にもとづいていますか？

他人との会話で『嫌いな言葉』がベースのときは、互いのエネルギーを消耗させますが、『好きな言葉』がベースのときは活力を生み出します。

相手が間違っていて、自分は正しい。そう思い込んでいると、人間関係にダメージを与えます。

人の陰口を言っても、その相手が変わることはありません。

陰口を言えばまた自分に跳ね返り、いま妄想しているネガティブな状況をズルズルと招き寄せてしまいます。広い視野に立ち、【心と呼吸セルフケア】を積み重ねていくことで、何かにこだわったり、心を奪われたりすることもなくなります。すると、安心した生活を取り戻し、ひいては自律神経も安定してくるのです。

そして、自分の安心する気持ちを大切にすると、本当はどうしたいか、本当はどう生きたいかを整理整頓することができます。

ストレス解消のために暴飲暴食をしたり、誰かの陰口を言ってしまう傾向がある方は、この先そういった言動がどんどん減ってくるでしょう。このように自分の生き方をすっきりさせていくことになります。

安心を選び取るための【心と呼吸セルフケア】

私たちが悩みやストレスを抱えているときは、何らかの気分転換をして「考えないひととき」をもつものです。たとえば、趣味に没頭したり、買い物や飲み会に行くこともあるでしょう。しかし、そこに【心と呼吸セルフケア】の実践がともなわなければ、いっとき気分よく過ごせたとしても、再びストレスが溜まれば同じような感情にとらわれてしまいます。

一方で、『好きな言葉』を吸い込み、全身にくまなく酸素を届け、手放すべき感情を吐く息とともに手放し、心が目覚めていれば、常に気分はすっきりと晴れ渡るでしょう。脳も鮮明になって集中力が増し、これまで以上に潜在能力を発揮する環境が整います。

このように【心と呼吸セルフケア】を習慣化すると、日常の会話でも『好きな言葉』をベースに声をかけられるようになります。

たとえば、「もっと○○すればいいのに！」「もっと○○したらどうなの!?」と相手に強く言い放ってしまいたい場合、背後には「そうなれば、もっと自分は楽になる」「安心する」という状況があるはずです。そこで【心と呼吸セルフケア】を実践すると、次のような変化があらわれます。

私は、相手に対して「〇〇してほしい」と望んでいるんだな
声も呼吸も、荒げたい気持ちだ！
そのことを教えてくれてありがとう
相手に対して感情的に言いたいことを、吐く息とともに手放そう
宇宙にみなぎる安心、余裕、信頼……を吸い込みます

すると、自分の『好きな言葉』を使って、次のような本音に合わせた発言ができるようになります。

こうしたら、こうなるから素敵だよね！
こうなったら、私はうれしいな

こうすると、もっと楽になるよ

怒ったり、イライラしたり、あきれたりすることがあなたの願いではないはずです。気持ちよく生活できるとうれしいな、安心したいな、というのが本音でしょう。私たちはつい相手をほめたり認めたりすることよりも、相手に（自分の考えを）理解させたいという気持ちのほうが勝ってしまいます。

心をクリアにして本音をみるということは、無感情になるとか、感情を抑え込む、自分の気持ちを無視するということではありません。

人には、それぞれ得意・不得意とする分野があります。その違いを受け止めて、補い合い、感情をうまくいかしてお互いが安心し向上していくことなのです。

ゆったりとした深い呼吸に集中すると、心が穏やかになり、あなたの言動が変わってきます。そして人間関係も変わり、あなたらしい人生へと整っていきます。

宇宙には、人類のさまざまな想いが流れています。

心でつぶやいたことや言葉に出したことなど、私たちの周囲にはさまざまな感情が行き交っています。宇宙はそれらを循環・換気してくれています。いつも掃除をしてくれているのです。

私たち一人ひとりが【安心呼吸】をベースに思考するようになると、安心の感情が宇宙にみなぎり、素敵なエネルギーがますます満ちてきます。それを私たちは再び呼吸で吸い込みます。心の内側のエネルギーと宇宙のエネルギーはつながっています。

酸素は、宇宙の創造主から一人ひとり平等に与えられたプレゼント。目には見えないけれど、生命を維持するには欠かせないものです。

宇宙からは常に「どうぞ、お使いください」と酸素が与えられていることに感謝しましょう。すると不思議なことに、あって当たり前と思っている些細な物事にも感謝できるようになります。

小さな楽しみや感謝できることに心の目を向け、喜びを積み重ねる習慣をつくり、いまこうして幸福であることを味わいましょう。

その幸福や感謝の気持ちは、私たち人間から宇宙への恩返し。あれやこれやと悩まず、宇宙にみなぎる安心を吸い込む。自然の息吹を感じる。自分の人生は、自分のものです。

安心を選び取る【心と呼吸セルフケアメソッド】を、ぜひ習慣化していきましょう。まずは1カ月くらい続けてみましょう。

第3章では、日常生活における【心と呼吸セルフケアメソッド】についてお話ししてきました。それでも、心に深い傷を負っている方は、負の感情を手放すなんて簡単にできるものではないかもしれません。【心と呼吸セルフケアメソッド】を行ってもなおつらくて苦しいときには、自分のことを「ダメだ」と責めずに、まわりに助けを求めてください。

どうぞひとりで悩まないでください。このメソッドにこだわらず、「友人に話を聞いてもらう」「専門機関に相談をする」なども一つの手段です。

また、あなたを助けたいと願う組織や本もたくさんあるでしょう。最良の道を選ぶ自由は、あなた自身にあるのです。

第4章
心の世界に目を向けよう

人の魂は、大いなる宇宙の創造主が生んだもの

心の世界も、自然による癒しの力も、人間に与えられた創造主からのプレゼント。【心と呼吸セルフケアメソッド】の意義を深く理解し、実践を継続するには、私たち人間の心の世界を知ることが大切です。

人間の魂は、何度か生まれ変わるたびに愛すること、信じること、知恵などを育みながら生きてきました。

私たち一人ひとりは、両親、先祖あってこそ、この世に誕生しました。現世では「私」として生きていますが、もとをたどれば例外なく創造主が生んだものであり、霊魂の世界からみれば「私」はいくつかの時代に生き、生まれ変わりを経てきた存在。「私」とは、「心・顕在意識」＋「霊魂・個性・潜在意識」と言えます。

私たちは何回生まれ変わったか知れません。人によって回数も異なることでしょう。過去世一つを取り上げても数限りない体験が存在します。

あなたの過去世は、現世の自分とは外見（肉体）が異なり、人種も違うかもしれません。いつどこの国に生まれて、どのような人生を送ったかわかりません。なぜなら、いつの時代にどの国で子孫を残したかという過去世の記憶は、顕在意識には残されていないからです。

どのようなことに対して、どのように感じ、何を考えて生きていたかも覚えていません。ずっと生き続けてきた魂と一つになって知恵を出し合い、調和して日々を過ごしながら生きることの大切さを感じます。

あなたは常に創造主とつながっている存在です。自分や家族だけでなく、他人や他国の幸せを祈り、祝福することの必要性や重要性を感じずにはいられません。というよりも、そうできる存在なのです。

どの時代に生まれ変わってきてもいいように、いまの自分、ひいてはこの地球とていねいに接する心がけが必要なのです。

自分、他人、国々、世界がやってきたことに対するネガティブな感情や、間違った競争心の結果を反省し、協力し合う時代がやってきています。創造主は「そうあってほしい」

と願っています。

これは宗教的なことでもなく、スピリチュアルなことでもなく、特別に偏った世界観でもありません。宇宙の一部であり、宇宙に生かされている存在として当然のことです。人間に与えられた霊魂がどこからきたかを知ろうともせず、「数値や科学的証明であれば信じる」と言うほうが、むしろ狭く偏った考えであり、これでは本当の安心は得られないのではないでしょうか。


目に見えない、確かめることが難しい心の世界。知らないふりをして「こんなこと、知らなくても生きていける」と考えてしまいがちです。

しかし、そう考えている方たちでさえ、次のような表現を何気なく使っているのではないでしょうか？

第六感で感じた／虫の知らせがあった／幸先がよい／勘が当たった／守護霊／直感／インスピレーション等々。

じつは、私たち一人ひとりが心の内部を観ることは重要なのです。

三重苦を背負い、心の光とともに生きたヘレンケラー

幼い頃に発症した高熱により、聴力・視力・発声のすべてを失った重複障害者でありながら、障害者の教育・福祉の分野で世界的な活躍を果たしたヘレンケラー。彼女は、次のように言っています。

人間は霊・知性・肉体という三重の層からできていて、もっとも誠実で頼りがいのある友は、霊の友です。目が見えず、耳が聞こえない者にとって、霊の世界を想像するのは難しいことではありません。

〈ヘレンケラー著『私の宗教』未来社からの引用〉

私たち一人ひとりの心の深層には、神秘的な知性があり、霊魂があります。霊というのは、心の本体とも言われています。「潜在意識」や「個性」と言ってもよいでしょう。また知性は、「顕在意識」「思考力」「心に描く力」「祈る力」「意思力」などと

解釈することもできます。
ヘレンケラーと同様に、私たちもスピリチュアルな存在ですが、外側の世界が見える私たちは、当然ながら外側の世界のことが手に取るようにわかり生きています。彼女は五感でものを見るのではなく、心の深層にある霊魂を感じ取って見るわけなので、多くのことに振り回されることはなかったのかもしれません。

彼女は、目に見えない絆によって宇宙と自分の霊魂がつながり、さらには天上と地上を結びつけているものを感知できたと言います。宇宙にみなぎる叡智（素敵なエネルギー）を受け取ることができたのだと思います。まさしく神を正しく理解し、信じている方でした。

さらに、自然の美しさの中に音や光を感じることができました。
自然には、人の心を癒す豊かな力があることもわかっていました。たとえ肉体の目には光が届かなくても、心の目には光があふれ、非常に目覚めていた方だと言えます。そういう方の知恵を見直して、もっと心の視野を広げていきましょう。

すべての人類は霊魂・知恵袋でつながっている

肉体は加齢とともに衰えますが、霊魂が衰退するとは思えません。

だからこそ現世では、心の目を覚まして思考力を養い、自分の霊魂に語りかけて助けを求め、お礼を言い、常に心を整える。宇宙にみなぎる素敵なエネルギーとつながるツールである呼吸を見直し、楽しく成長することが大切なのです。それこそが自分への愛であり、本当の自分、個性を生きることにつながります。命ある限り、自分の霊魂をゆっくり、ゆっくりと成長させる。そのために私たちは生まれてきました。


成長とは、ただがむしゃらに自分を変えることではありません。いまの自分を否定して改善することでもありません。

まずは1日数回の【安心呼吸】を行い、感情が高ぶれば【心と呼吸セルフケア】を行い、一つひとつをていねいに積み重ねていき、人生の満足度を高める。それが魂の成長につながるのです。

霊魂・潜在意識などと表現するのが苦手な方は、知恵袋に例えるとわかりやすいでしょう。ひとり静かに知恵袋の声を聞く。それは人間にしかできないことです。親に教わったわけでもないのに知恵が湧いてきます。
私たちの心の奥には、たくさんの知恵が詰まっています。自分の中にある知恵袋に、どうぞ心静かにたずねてみてください。

安心できるために、どうしたらいいですか?
いま、私に伝えたいことは何ですか?

このようにたずねてみると、知恵袋からは、次のような「心が安心できる方法」を教えてもらえるでしょう。

いまは休んでね
『好きな言葉』で答えてね
呼吸を見直してね

自分が喜ぶほうを選んでね
他人のネガティブな言葉に負けないでね

そういった声が心に響くはずです。

私たちの内側にある知恵袋は宇宙の創造主とつながっていて、「助けてあげたい」「幸せを感じてほしい」「仲良くしたい」「安心してほしい」と願い、心静かにあなたが声をかけてくれることを待っています。

安心して生きている方、日々幸せを感じている方、穏やかに成功している方、何ごともうまくいっている方などは、目の前のことや外側の世界に振り回されず、ゆったりとした深い呼吸とともに心の領域を広く深くし、潜在意識とともにあるのだと思います。常に自分を信頼し、心の奥にある安心をベースにして生きているのではないでしょうか。

誰かと話すときには、それぞれの知恵袋とも言える霊魂が話し合っていると考えれば、互いに尊重し合って会話することができるはずです。

ところが、私たちはどうしても相手の表情や言動に一喜一憂してしまいます。広い視野、霊の世界、宇宙的立場でものを観ることが難しいのです。

すべての人類は霊魂でつながっています。

そこに心の目を向け、その世界観を知ったうえで人とのお付き合いをていねいにしていくことが大切なのです。

本当の喜びや幸福とは、心の奥底や心の内側が喜ぶことです。

決して表面的な名声や成功などではなく、生きているあいだずっと、どのような気持ちでいるのか。どのように自分を生きるのかが大事なのです。

顔や体を毎日洗って清潔を保つように、誰の目にも映らない心と呼吸のメンテナンスを意識して、セルフケアをしていきましょう。心の世界を目で見ることはできませんが、酸素と同様、それは生きるうえで非常に大切なものです。

宇宙も、地球も、動植物も、人間と同じように呼吸をして生きています。

大自然の中にいると、思わず深呼吸したくなるものです。忙しい日々でも山々や海を眺め、吹く風、香り豊かな花々に触れる時間をもちましょう。美しい自然の中で心をじっと見つめる時間、ポジティブで楽しい空想にふける時間、心癒やされて過ごす時間を大切にしましょう。

あなたの人生を1年、５年、10年、20年というスパンで考えてみましょう。人生の大半を過ごすことになる若い時期をどのようにするか、どのような習慣を積み重ねるのか、ということに意識をもってください。

ご主人さま（あなた）の意のままにはたらく潜在意識

知性ある現実のあなたを「ご主人さま」、そして、あなたの心の奥にある潜在意識を「私」に例えてお話をしていきます。

あなた（ご主人さま）が【心と呼吸セルフケアメソッド】を習慣にすると、潜在意識は次のような安心言葉をつぶやくでしょう。

私のご主人さまは、常によい気分へ切り替えたいのですね

ゆったりとした深い呼吸が好きなのですね、わかりました

嫌なことは、吐く息とともに手放したいのですね
『好きな言葉』をベースに過ごしたいのね
わかりました、協力しましょう
ご主人さまが楽しそうに生きてくれて、私も嬉しいです
そのほうが私も落ち着きます
毎日、安心です

逆に、あなた（ご主人さま）が【心と呼吸セルフケアメソッド】を実践しない場合は、潜在意識は次のような不安を叫び出すでしょう。

私のご主人さまは、他人に対してネガティブな反応が好きなのですね
浅い呼吸が好きなのですね
ネガティブな妄想が好きなのですね、わかりました
心の疲れを手放さなくてもよいのですね

わかりました、手伝ってあげましょう
でも、なんだか窮屈で安心できないな
私の声も聞いてほしい
これでは心身のバランスが崩れそうだ！

さて、あなたは前者と後者のどちらが安心できますか？

もしも後者の傾向が強ければ、【心と呼吸セルフケアメソッド】を試して続けてみましょう。

たとえば、人間関係のトラブルで相手が悪かったとしても、あなたがイライラしたり傲慢な気持ちになれば、あなたをサポートする潜在意識の力は引っ込んでしまいます。

相手のせいで不愉快な思いをしたり、不幸になることを受け入れる必要はありません。たとえ傷ついて苦しんだとしても、自分の意思によって安心で幸せな道を選ぶことは十分に可能なのです。

あなた（ご主人さま）の望むものが「温かな家庭」「理想や夢の実現」「安心して生きる」ことであり、「そのように生きていく」と決心すれば、その思いは潜在意識が受け取り、宇宙に広がって活動しはじめます。
潜在意識は、いつでもあなたの中で息づいています。

願望や希望が叶うのではなく、信じることが叶う

新しい習慣や生き方は、【心と呼吸セルフケアメソッド】を活用し、安心をベースにして想い、語り、表現し、行動していくことです。
また、たえず願望や希望に焦点をあてて言葉を使うことです。

本当はこういうことがしたいけれど、できるわけがない
本当は自分の魂が喜ぶ仕事がしたいけれど
給料が下がるからあきらめよう
周りの目が気になるからやめよう

このように、「私はこうしたい」と顕在意識で思っていても、他人の意見が気になるから、時間がないから、仕事をしているから……などと思えば、ご主人さま（あなた）が潜在意識に与えた「打ち消しの思い」のほうが叶うしくみになっています。

たとえば、わが子に対して「しっかりした子に成長してほしい」と願っていても、つい誰かに「うちの子、しっかり者じゃないのよ〜。お宅の子はしっかりして立派だから、うらやましいわ」と言うことがあるでしょう。

へんに謙虚になり、願いとは反対のことを語ってしまうわけです。そのことで、「うちの子はダメだ」という発言が「ダメな結果」を引き寄せてしまいます。

「お宅の子のように、きっとうちの子も立派に成長するわ」

そんなふうに言ってみたらいかがでしょうか？「こうなると安心」「こうなると嬉しい」「だからこうなる」、それだけでよいのです。ご主人さまであるあなたの希望を潜在意識に浸透させて信じれば、それは叶うのです。

心のブレーキを踏んでいるのは、自分自身です。そういうときも【心と呼吸セルフケア】を行いましょう。

「○○が反対するに決まっている」「こうなってほしいけれど、無理だ」と思う気持ちを吐く息とともに手放します。

そして『好きな言葉』を吸い込み、希望をもってください。

そうわかってはいても、希望とは裏腹なことをあれこれ考えてしまうかもしれません。

希望が叶うわけではなく、信じていることが叶うのです。

いま誰のために、何のために、どのような感情でどう生きているか。客観的に見つめ直し、自分の本音を知る時間をもってください。

安心して生きるためのカギは、自分の心の奥にあります。

『好きな言葉』のほうへ心のカギを回そう

あなたの意思や信念にしたがって、あなたに結果が届けられます。愛・感謝・許し・祝福・肯定・尊敬などの『好きな言葉』のほうへ心のカギを回すと安心できる結果を得ます。不平不満・陰口・誹謗中傷・心配・不快など『嫌いな言葉』のほうへ心のカギを回せば、不安な結果となるわけです。

どちらへカギを回すかは、ご主人さま（あなた）が自由に決められるのです。

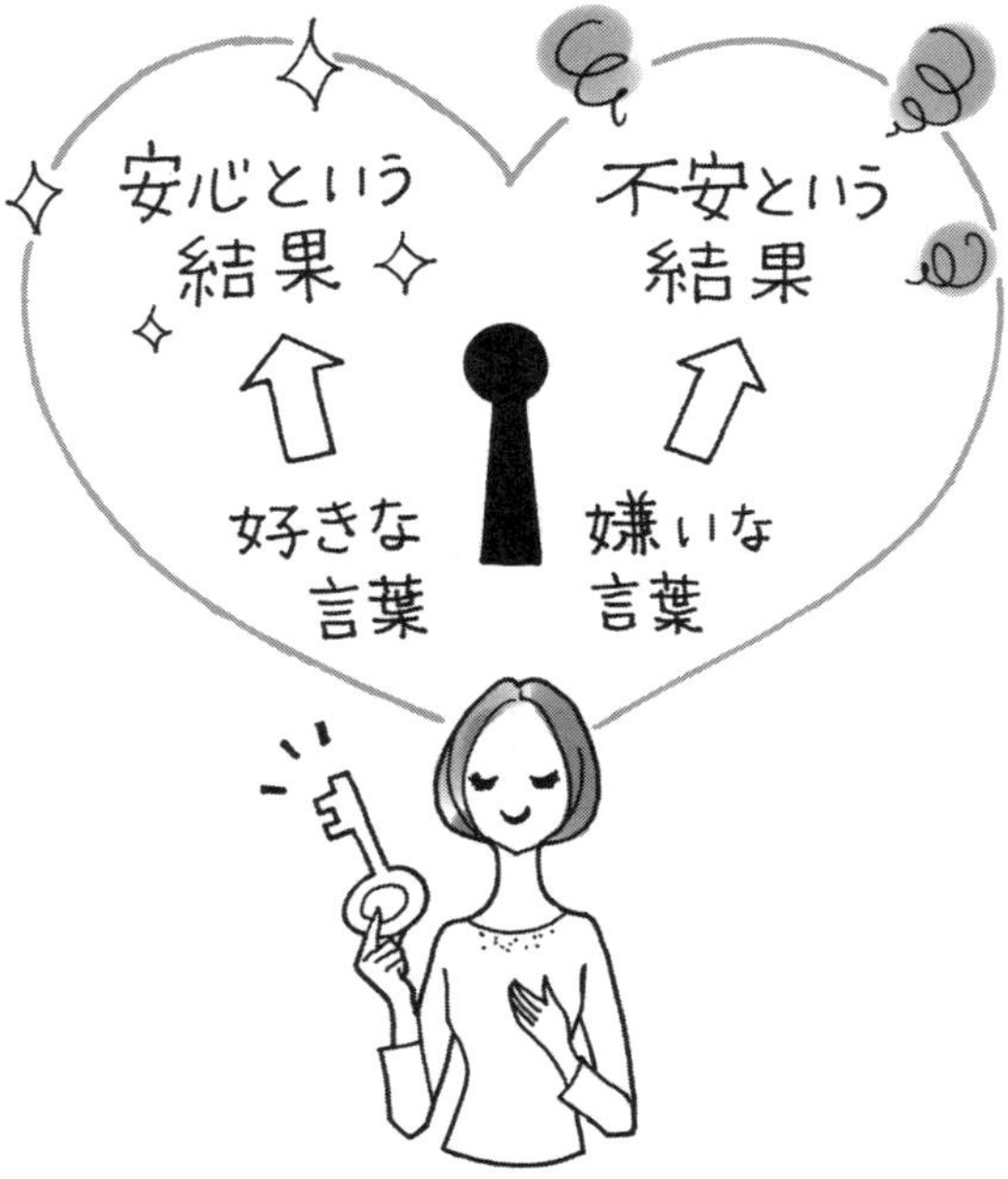

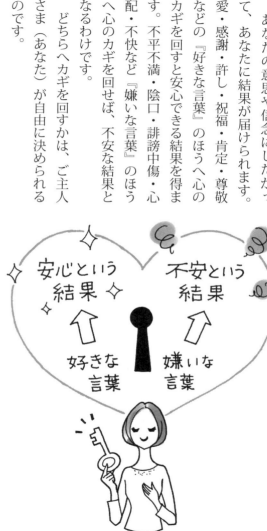

チェックリストの『好きな言葉』は、あなたの潜在意識が選択しました。それは単なる願望や希望ではありません。実践しやすいように5つ選択しましたが、数を増やしてもかまいません。

すでに一人ひとりの心の奥に『好きな言葉』は与えられていて、理想とする生き方を選ぶ準備はなされています。

チェックリストで選んだ『好きな言葉』は、あなたにその素敵なエネルギーを与える、人生を豊かにするためのキーワード。「そのように生きたほうがよいですよ」「そのように生きたときに、うまく人生が回り出しますよ」と潜在意識が教えてくれているのです。

『好きな言葉』の中から「幸福」を選んだ方は、「私は幸せ者です」と自分に言ってあげましょう。自分の幸せだけでなく、周りの人々の幸せを祈るのです。他人と比較し劣等感などが浮かんだときには、吐く息とともにその気持ちを手放し、「私は幸せ者だから大丈夫！」と言いましょう。

『好きな言葉』の中から「平和」を選んだ方は、「私の心は平和です」と自分に言ってあげましょう。自分だけでなく地球上すべての平和を祈り、その気持ちを自分の心の栄養にします。そして、批難する気持ちや不調和な気持ち、間違った競争心を吐く息とともに手放しましょう。

あなたの内にある『好きな言葉』エネルギーと、宇宙にみなぎる素敵なエネルギーをつなげるのが【安心呼吸】です。つながることで本当の心の安心を得て、あなた自身が高まり、向上していきます。

『嫌いな言葉』の感情で生きていると、絶好のチャンスを逃し、人も離れていきます。『嫌いな言葉』をベースにした生き方は、吐く息とともに手放し、別れを告げましょう。

あなたというご主人さまが、人生のすべてのカギを握っています。

まさしくイエス・キリストの「神の国は、あなたの中にある」という言葉につながります。最強の味方は、自分自身の中にあるのです。

すべては心からはじまります。いま生きているこの場所を、幸福にするのも不幸にするのも自分次第なのです。

かつて「自分探し」という言葉が流行ったことがありました。

幸福の青い鳥はすぐそば（自分の心）にいるという童話もあります。あなたの内側に心のカギはあります。それを『好きな言葉』のほうへ回してください。他人ではなく、いちばん身近な自分の心に目を向けると、安心と自由を得て、個性がいきいきとしてくるのです。

仕事に打ち込んでいるとき、家中をピカピカに掃除しているとき、草刈りや新しい料理にチャレンジしているときなどに、ご主人さまであるあなたは自分に対して「頑張っていてえらいね。幸せね。大好き！応援しているよ」と笑顔で言ってあげてください。毎日がますます楽しくなりますよ。

宇宙は、あなたに「楽しいことや安心できることをどんどん実践してほしい」と願っています。そんな安心感情のある方が増えると、「換気が楽になる」とも宇宙は言っています。

私たちは一人ひとり、いま考えていることや語ったことの積み重ねによって「できる結果」を受け取って生きています。「自分のことを好きだ」と思えば、自分を好きだと思える出来事が、「自分のことを嫌だ」と思えば、自分を嫌だと思う出来事が目の前で展開します。

古くから「因果応報」「原因結果の法則」などと言われますが、私たちは心にまく種（語る言葉や思い、考え）の果実を食べて生きています。語る言葉や思い、考え、理想、希望、信念にもとづいて、その結果を得ているのです。

種をまく（語る言葉や思い、考え）

←　**収穫する（得られる結果）**

←　**果実を食べる（その結果を味わう）**

現代人は、これらの教えを受けて日々の生活にその力を使うことができますが、まだ十分には活用していません。だからこそ、日々の暮らしの中で【安心呼吸】と【心と呼吸セルフケア】の実践が大切なのです。

潜在意識にどのような感情の種をまくか

他人の言動に対して、愛・許し・誠実・安心などの『好きな言葉』をベースに話したりすれば、相手からもそのような結果を受け取ることができるでしょう。

逆に、不安・怖れ・嫉妬・とがめるなどの『嫌いな言葉』をベースに反応して話せば、どれほど正当なことを言ったとしても、どんなに「愛しているから言っているのよ、わかってくれるでしょう?」と言っても、『嫌いな言葉』の結果を受け取ることになります。

自分が意気消沈しているときに、意地悪なことを言われた経験はありますか? 過去を振り返れば、自分も誰かに同じ思いをさせたことに気づかされるのではないでしょうか。相手が見せてくれた『嫌いな言葉』にもとづくその態度は、こうして自分に示唆を与えてくれているのです。

心の姿勢や態度は、誰かに対して送り出したものが再び自分に戻ってきます。怒りを爆発させても、その結果は自分が処理することになります。私たちはその経験から学び、成長するのです。ですから、どのような種をまいて収穫しているのか、まずは自分の内面をみることが必要になります。

心の奥底にある潜在意識の感情はあなどれません。嘘はつきません。潜在意識は、あなたに正直です。心に種をまいた思いの習慣が積み重ねられ、人生の結果につながっていきます。

また、目の前の相手に「ケチだな」「ずるがしこいな」「上から目線なんだから」「わけのわからないヤツ」「変なことばかり言うな」……そう思えば、それも種まきとなり、何らかの形となって自分自身へ戻ってきます。

欠点をみるのは楽ですが、長所をみるには努力が必要であり、楽ではありません。

また、いつも自分だけが損をしている、私たちだけが被害を受けている、ちっともよくならない……等々。人の意識や感情は、ポジティブであれネガティブであれ種まきとなり、宇宙に広がり、何らかの表現となってそのような感情に見合った状況を受け取ることになります。それは集団意識でも同じことです。

人生には、なかなか受け止めにくいことも起こります。

それは、『好きな言葉』から離れて生活していますよ、という霊魂（知恵袋）からのサインです。しかし、悪いことや下り坂はこれで終わり。ここからは上り調子だと信じて、宇宙にみなぎる『好きな言葉』を心に種まいていくだけ。【心と呼吸セルフケア】を行うことで心の目が覚めると、どのような種をまいているのか客観視することができます。

一人ひとりの心に宿る潜在意識は、宇宙、人間をつくった神とつながる聖なる場所。そこにどのような種をまくかを選択し、決定する自由と能力が与えられています。

あなたは日々刻々と移りゆく自らの感情について、どれほど意識していますか？　湧き出る感情は1日24時間、いつもどこかにはたらき続けています。どのような言葉やどのような感情の種を心（潜在意識）にまいて刈り取り、味わっていくか、自分で選ぶことができるのです。

あなたが楽しみの種をまくから、楽しみの結果を得ている
あなたが不満の種をまくから、不満な結果を得ている

そうはいっても四六時中、自分の心を見張っているわけにはいきませんね。だからこそ、朝と夜の静かな時間、またはひとりでいる時間に、ただ単純に何も考えず【安心呼吸】を行いましょう。【安心呼吸】は瞑想とも言えます。日々『好きな言葉』の種まきとなるのです。

宇宙にみなぎる安心をめいっぱい吸い込もう

私たちはこれまでにも他人をほめ、愛し、よき友情を育んできましたが、ときには相手を嫌ったり、陰口を言いたくなることもあると思います。よい結果も、悪い結果もそれぞれに受け取り、なんとかバランスを取って生活しています。

これからは『好きな言葉』を意識して心に種をまき、より多くの実りある結果を受け取りながら前へと進みましょう。新しい習慣の自分で相手をみましょう。潜在意識にどんな種をまき、どんな結果を得ているのか、常に客観視してください。

さまざまな場面で相手に怒り、許せない、無視したい気持ちが起こります。【心と呼吸セルフケア】を行うと、よき種をまくことになるので、必要なアイデアを得たり、努力する方向が見えてきて、安心できる結果を受け取ることができます。

仕事、家庭、育児、勉強、介護といったさまざまな場面で忙しさに追われながら、私たちはどんどん前へ進んでいます。ときには立ち止まり、【心と呼吸セルフケア】を行うことが必要なのです。

第5章

自律神経と【心と呼吸セルフケアメソッド】

学生時代に出合った東洋医学の教え

私たちは一人ひとり、物事の考え方や受けとめ方が違うように、体質や体調、筋肉や骨格の状態も違います。

生まれつき健康体の方もいれば、そうではない方もいます。骨格がしっかりしている方、ゆがみが出やすい方、内臓に支障が起きやすい方、頭部に支障をきたす方など、それぞれに違います。

体調は、理想通りにはいかなくても整えることができます。最初から備わっている「心と体の機能」を見直しましょう。

私は保健学科の学生時代、医学科の学生とともに東洋医学研究会を立ち上げました。

それまでの私は、思想・宗教・音楽・文学などすべてのジャンルにおいて、西洋的なものに好みが片寄っていました。西洋文化こそが優れていて、唯一価値あるものだと思っていたのです。しかし、東洋医学研究会で学ぶうちに、それは偏った価値観だとわかりました。

東洋医学とは、伝統的医学です。個々人の気質や体質を重視し、人体に備わる自然治癒力を高めながら、症状の回復を目指すというもの。病気の部位と原因のみに視点を置くのではなく、症状を診ることが特徴です。かたや西洋医学は科学的・分析的で、器官や臓器を中心に治療します。東洋医学・西洋医学ともに得意分野があり、医療としてはどちらも無くてはならないものです。

古今東西から発祥した文化・思想・医学などは愛と知恵の結晶であり、そこに優劣はなく、同じように価値があります。東洋と西洋をバランスよく見て互いが協力し合い、尊重し合う。正しく理解することの大切さを感じはじめました。

私たちは、鏡がなくては自分の姿を見ることができません。人の体を見る場合も、どちらかが動かない限り、相手の全身を丸ごと見ることはできません。

これと同じように、私たちは相手の全体を見ることなく、一部を見るだけで相手を評価しています。全体を知っているつもりでも、偏見や先入観で反応している場合が多くあります。

すべての物事に対し、「見える部分、証明できるというだけで判断してはいけない」ことに気づかされます。目に見えず、現実に映し出されない心の世界も、目に見える現実の世界も、単に偏見で見るのではなく、正しく把握し理解することは大切だと考えるようになりました。

【心と呼吸セルフケアメソッド】が自律神経を整える

心身の安心ベースについては、第1章のチェックリストで紹介しました。ここで改めて復習してみましょう。

心身の安心ベースは、「心」＋「呼吸」です。

「心」とは、『好きな言葉』＋とらわれない・内心の笑顔・オンとオフの時間を大切にする・質のよい睡眠・心の目覚め・自然の癒やしに心を合わせる・食事をゆっくり感謝して味わう・至福感など。

「呼吸」とは、ゆったりとした深い呼吸＋仕事・日常生活の動作・思考・ストレッチ～

ダンス・歌うなど。この「心」と「呼吸」が自律神経を整えるうえで重要になります。

それでは、【心と呼吸セルフケアメソッド】と自律神経の関連をご説明しましょう。

自律神経は、血管や心臓、肺などの内臓に伸びていて、交感神経と副交感神経に分かれています。交感神経が優位になると血管を収縮させ、一方で副交感神経が優位になると、血管が拡張して血流をよくします。どちらがよい・悪いではなく、両方のバランスを保つことが大切なのです。

酸素は、呼吸によって肺から血液に入り、全細胞に運ばれて生命を維持します。吸うときには交感神経が優位になり、吐くときには副交感神経が優位にはたらきます。ゆったりとした深い呼吸によって副交感神経をはたらかせ、リラックスすることもできます（詳しくは医師の書いた本をお読みください）。

【心と呼吸セルフケアメソッド】をベースにした「自律神経のバランスが安定する習慣」は、次のようになります。

1日に1回は【安心呼吸】をする
↓
感情の整理が必要な場合は【心と呼吸セルフケア】をする
↓
オフタイム・体操・早寝早起き・笑う・リラックス・自然を満喫するなどの気分転換
↓
心身の弛緩
↓
血管の拡張・脳や体内の酸素量アップ・血流の促進
↓
自律神経の安定
↓
余裕がある
↓
ネガティブな妄想が生まれない

←心身がスッキリしてクリアになる

←心身が軽い、楽、健康、もてる能力の発揮など安心できる状況

真逆のパターンである自律神経のバランスを不安定にする習慣は、次のような流れになります。

心と呼吸を客観視しない

←揺れ動く感情で反応

←オフタイム・我慢・焦り・運動不足・気分転換が少ない

←心身の緊張

血管の収縮・脳や体内の酸素の滞り・血流の滞り
←自律神経が不安定
←余裕がない
←ネガティブな妄想が生まれる
←心身がスッキリしない
←不定愁訴・安心できない状況
←

読者のみなさんが理解しやすいように、極端な例で示してみました。

第1章のチェックリストでは、あなたがどちらの習慣なのか、おおよその傾向を知ることができます。自分の傾向、習慣を見直し、ゆったりとした深い呼吸で心身を弛緩させるひとときをもつと体調の改善につながります。

いまや多くの方が自律神経のバランスを悪化させている時代ですが、【安心呼吸】および【心と呼吸セルフケア】を行うことで、自律神経のバランスを安定させる習慣を身につけ、よりよい方向へ進むことをおすすめします。

他人任せな安心は「真の安心」ではない

思い煩《わずら》う心をそのまま抱き続けていると、心身を患《わずら》います。

焦る心、悩む心、自他を責める心は心身を緊張させて、不眠や不定愁訴などの症状を生み出していくからです。

呼吸が浅くなり、全身の血行も悪くなります。

「認められたら安心できる」「昇格したら安心できる」「相手の期待に応えれば安心できる」など、条件つきの他人任せな安心は「真の安心」とは言えません。

それよりも【安心呼吸】を日々の生活で実践し、心の安心と血行をよくする習慣を身につけてください。ゆったりとした深い呼吸の積み重ねにより、自然の流れに沿って、あなたが望む昇格や称賛、自分も相手も喜ばせることにつながっていきます。

誰の心にも計り知れないエネルギーが秘められています。それを安心できる方向へどんどん使うことができます。これぞまさに新しい習慣、新しい生き方であり、さまざまなことが自ずと整っていくベースなのです。

全身に酸素を行き渡らせる【全身式呼吸】とマッサージ

全身に血管が張り巡らされているように、東洋医学でいう経絡やツボ、西洋医学でいうリンパも、全身に張り巡らされています（経絡・ツボ・リンパの効能については専門書を参考にしてください）。

疲労回復のためには仰向けになって全身の力を抜き、【全身式呼吸】を5〜6回行います。頭頂部からつま先に至るまで、全身の皮膚も呼吸をしています。

頭部、胸部（肩・腕も含む）、腹部、腰部、大腿部、ふくらはぎ、つま先部分へ酸素を行き渡らせます。風船がふくらむような感覚で体がふんわりとふくらむ様子をイメージしてください。全身に酸素が行き渡る気持ちでゆったりと息を吸います。

続いて、元の体に戻す（空気が抜けてしぼむ）イメージで全身を脱力させて、息をゆっくりと全部吐き切ります。全身から疲れが抜けていく様子を感じてください。一般的に深呼吸と言いますが、頭頂部から足先まで全身にくまなく酸素を行き渡らせることを意識して行います。

私はこれを【全身式呼吸】と呼んでいます。

全身が硬い方や過労気味の方に向いています。呼気と吸気は、心地よい程度の長さで静かにゆったりと行ってください。私は、この【全身式呼吸】に合わせて宇宙の素敵なエネルギーを吸い込む【安心呼吸】を行っています。

次に、頭、耳全体、後頸部から肩、上腕、鎖骨、ワキ、胸部、腰背部、大腿部、ふくらはぎ、足指先まで軽い指圧やマッサージを行いましょう。その日の体調に合わせて部位の順序を決めてください。吐く息によって体のコリを手放す気持ちで、心地よい程度の呼吸で行います。

体のコリをほぐそうとするのではなく、血流を促す気持ちで行います。起床時や就寝前の気持ちにゆとりがあるときに行ってください。その日の疲れはその日のうちに取るように心がけましょう。

病気はないのに頭痛になりやすい方は、両手を握ってグーの形にし、手指の第2関節を使って軽く圧をかけます。グリグリと押しつけるのではなく、血流が滞ったコリの部分を頭部に見つけるように行います。

まずは、髪の生え際をくまなく一周するように、吐く息に合わせて軽く押していきます。生え際を一周した後は、頭頂部に向かって頭部全体を押しましょう。最後に、額を押して両手で両耳をもみほぐします。コリがある部分は、吐く息に合わせて数回軽く押します。気持ちよい程度に行ってください。

頭痛は、頭部だけの問題ではありません。足先まで全身的な問題です。全身の血流をうながすようにストレッチやマッサージも行ってください。

偏頭痛の根本原因へアプローチする【脳式呼吸】

花の豊かな香りを吸い込むとき、人はその香りを自然に脳へ行き渡らせるように吸い込みます。そのときは胸式でも腹式でもありません。それは専門的・学術的な呼吸ではなく、ごく普通に人間が行う呼吸です。

その呼吸を、私は【脳式呼吸】と呼んでいます。

胸式呼吸の場合は、できるだけ肺に酸素を吸い込みますが、【脳式呼吸】の場合は、脳に酸素をゆっくりと静かに届けるイメージで吸い込みます。

脳式といっても、もちろん胸部や腹部にも酸素は届きます。

何も考えず、酸素を脳に行き渡らせるひとときをもってください。【脳式呼吸】をしながら耳をほぐすだけでも偏頭痛の予防になります。

心身の緊張をほぐすためにも笑顔で行ってください。心身の弛緩が必要です。強く吸い込まずにふんわりと、豊かな花の香りを鼻でゆっくりと味わうように優しく吸い込んでください。吐くときは、口または鼻からゆっくりと吐き切ります。練習のときは仰向けでリラックスして行ってください。

偏頭痛もちの方は、普段から呼吸が浅くなりやすく血流が悪いため、脳が低酸素状態になっていると考えられます。

閃輝暗点《せんきあんてん》（作家の芥川龍之介もこの症状に悩まされたことを小説『歯車』で触れています）と言われる前兆を伴う偏頭痛は、痛みが起こる前、脳内にフラッシュや雷のギザギザした光線が円を描くように出現し、視界が欠けるなどの症状が現れます。体の感覚が鈍くなり、会話も困難になります。そして、さらに呼吸が浅くなります。気持ち悪い状態が20分ほどあったかと思うと、突然、片側に吐き気をともなった頭痛が起こります。

偏頭痛の前兆は突然はじまるように感じますが、実際には前兆以前に前触れがあります。頭がスッキリしない、空腹感やこわばりにも似た全身のコリ、とくに頭部と首筋や肩にコリが起こっています。

偏頭痛の前兆（閃輝暗点）が始まっても慌てないことです。可能なら横になり、すぐに心身の力をゆるめて血流を促しましょう。【脳式呼吸】を静かにゆったりと行います。

頭全体、こめかみ、耳とその周辺、頸部、頬骨、歯茎に至るまで気持ちがよい部分があるなら指圧してください。肩コリがひどい場合は、マッサージで優しくゆるめてください。気持ちが悪く呼吸することもつらいので、次のような思いが湧いてくるでしょう。

また始まった！　いつも突然すぎる！
いやだな～、また仕事に支障が出る
今日は1日オジャンだ、つらい！

これは『嫌いな言葉』なので血流を悪くします。

前兆は長く感じますが、おおよそ15～30分で治まります。自分を安心させることが肝心です。次のように心でささやいてください。

「○○さん(自分の名前)、安心して。もうすぐこの前兆は治まるの。だから安心して。ホッとして」

その気持ちのまま、ゆっくりと呼吸のみに意識を向けてください。顔をしかめずに口角を上げ、リラックスしてください。できればバナナやクッキーなどを食べてください。人はものを食べるとリラックスし、空腹感の回復と血流を促します。

やがて深い呼吸が楽にできるようになってきます。そうなると前兆だけですみ、痛みはほとんど起きません。息ができないほどの痛みや吐き気を予防し、日常生活へ早く戻ることができます。

万一、痛みがはじまっても、静かにゆったりとした呼吸に専念してください。心身が「何も考えずに休みましょう」と教えてくれているのです。そのサインを受けとって休息しましょう。

頭部・首筋のコリ・全身のコリ・心の緊張など

←

深い呼吸ができない

←

血流の滞り・脳の酸素不足

←

自己治癒のため緊張の解放が始まる

←　偏頭痛の前兆（閃輝暗点）

←　偏頭痛に伴うひどい痛み・不快感・嘔吐など

偏頭痛は、このようなサイクルで起こります。前兆（閃輝暗点《せんきあんてん》）の前に、さらなる前兆があるのです。そこに着目すれば、自分なりの対策を取ることができます。予防することが可能なのです。

パソコンなどの作業による疲れを溜めたままにする、睡眠障害、ストレス、体の冷え、同じ姿勢の維持による骨格のゆがみ（上半身だけをねじって同じ方向を見るなど）、枕の不具合、偏頭痛発症の不安、気圧の変化、刺激の強い光や臭い、就寝時の考え事、ネガティブな妄想、運動不足、空腹、心身の緊張、急激なスポーツによる筋肉痛など。これらの要因によって、浅い呼吸になりやすい方が血流の滞りを起こした際に偏頭痛は発症すると考えられます。浅い呼吸では頭部、手先、足先などの末端に酸素が行き届きません。

また前兆の際、「脳に発生するギザギザした光線のようなデザインやマーク」を見て思わず息をのむことはありませんか？　そのほか息を凝らす、息が合わないといった（息にまつわる）精神的疲労なども偏頭痛発症の原因として挙げられます。偏頭痛は、これら環境や心身のさまざまな要因が組み合わさって発症すると考えられます。その要因をまとめると、たとえば次のようになります。

睡眠不足＋空腹＋心身の緊張＋浅い呼吸
体のコリ＋過労＋気圧の変化＋浅い呼吸

人それぞれ、あるいはその状況下で偏頭痛の要因は異なるため、原因を突き止めることは困難です。そのため偏頭痛も頻繁に起こる時期があれば、長期間発症しないこともあるのです。浅い呼吸になりやすいタイプの方が血行障害を引き起こす要因を重ねた結果、発症するとも考えられます。これは新しい見方かもしれません。

気圧の変化や刺激の強い光や臭いなどは、自分の力で除去できなくても、そのときに首筋をもんだり、ゆったりとした深い呼吸をすることは可能です。

偏頭痛の場合は、日々【安心呼吸】を行う。【脳式呼吸】で頭部への酸素供給を意識して行う。【全身式呼吸】やマッサージ、ストレッチなどで心身をゆるめ、体中への酸素の巡りと血行をよくすることが予防のための最大のコツです。

これらは西洋医学のエビデンスを得たものではありません。医師ではないので治療の話でもありません。経験の医学とも言われる東洋医学と同様、私が約40年間、偏頭痛に悩まされた経験から得た結果です。

偏頭痛は、検査をしても脳の器質的な異常はないと言われます。発症しても内服の有無に関わらず数日内で治り、普通の生活ができます。ということは、何らかの要因と対処法があるはずだと長年考えてきました。

心も体も、常に何かを教えてくれる優れもの。【心と呼吸セルフケアメソッド】で自分を客観視する習慣を身につけると、自分の呼吸の状態と偏頭痛の前々兆の経過も見極めることができるようになります。

偏頭痛に悩んでいる方は参考にしてください。自律神経のバランスが安定する習慣も見直しましょう。もちろん、医師の書いた対処法も参考にし、処方薬のある方は服用してください。目標は「安心」です。まずは治療方法や主治医の指示に従いましょう。

そのほかメタボが気になる方や健康維持のためにおすすめの腹式呼吸もあります。自分に合った呼吸法で日々の呼吸を見直しましょう。

痛みのある部位に対してのセルフケア

あなたはいま、腰痛、肩こり、膝痛など体の痛みを抱えていますか?

「この痛みさえなければ……」

「この病気さえなければ……」

「いつまでも治らないのは、なぜかしら?」

そう思うことがあれば、痛みのある部位に、安心する言葉をかけてあげましょう。たとえば、足が痛い場合はその部分に手を当てて、次のような言葉をかけてあげてください。

「大切な部分だと思っているよ。あなたがいるからこそ歩ける。動ける。行きたい場所へ行ける。それなのに、動いて当たり前、痛くて困ったなぁ……と心でつぶやいていた。お礼を忘れていたね。いつもありがとう。あなたがいてくれて助かる。これからもよろしく」

願望や期待をもたず、労りと感謝の心境で静かに行います。

痛い部位も自分の大切な一部分であり、酸素を得て生きて活動しています。もっと愛の言葉をかけましょう。それも自分を愛するということの一つです。

ここまでは呼吸法をご紹介してきました。

これらは長時間のパソコン作業、長時間の運転、緊張が強いられる会議など日々さまざまな場面で応用ができます。たとえば、パソコンやスマホの画面に集中しているとき、または会議が長引くときなどは、たいてい呼吸が浅くなっています。座った状態のままでよいので、有酸素運動をするつもりでゆったりとした深い呼吸を行いましょう。これを機会に、自分の呼吸を見直す習慣をつけましょう。

仕事の休息タイムには首や肩を回したり、こめかみやふくらはぎなどの部位を軽く指圧やマッサージしましょう。とくに夏場はエアコンによって体が冷えるため、血流が滞りがちになります。血流の促進を意識して呼吸を行ってください。

睡眠とオフタイムと呼吸の関係

常にゆったりとした深い呼吸をして、【心と呼吸セルフケアメソッド】を習慣にすると、心も体もその必要性を認識し、安心の状態から離れているときは、そう教えてくれるようになります。

いま、呼吸が浅いですよ
この頃、『好きな言葉』から離れていますよ
疲れはその日のうちに取ってくださいね
もっと肩の力を抜きましょう

これらは心身を楽にするための潜在意識からのメッセージ。多忙な方には、「オフタイムをとって、リラックスして気分転換しましょう」と教えてくれるでしょう。

安心を得るためには、日々の睡眠も重要になります。

ところで、あなたは眠りにつくときに何を考えていますか？　横になると同時に、熟睡できますか？

そうであればとても幸せなことです。睡眠時間は、あなたの大切なオフタイム。眠る前には、テレビやスマホなどの画面に見入ったりしないこと。健康的に安らかな気持ちで生活を送るためには、しっかりと休み、熟睡することが大切です。

寝ているあいだも、できるだけゆったりとしたと深い呼吸を続けたいものです。

今日は不安がいっぱいで眠れるだろうか……と心配すると、その心配した通りの現実を引き寄せてしまいかねません。翌日の仕事がはかどりません。自律神経が不安定になるだけです。考え事をするよりも、眠りにつく前は内なる世界に戻る時間を過ごしましょう。

その日一日に感じた仕事上の不安や人間関係の疲れをセルフケアしてください。

心と体の疲れ、職場で味わったあの嫌な思い、上司や同僚、お客さまとの会話の後で感じた不安な感情を、吐く息とともに手放します

そして、宇宙にみなぎる安心を吸い込みます

朝まで深い呼吸をしますので、心のお掃除をよろしくお願いします

ゆったりとした深い呼吸をしばらくのあいだ行いましょう。このように自分の心へ話しかけたあとは、吐く息と吸う息に意識を向けながら深い眠りに入ってください。

この方法を続けていると、そのようにして入眠することを心と体が認識していきます。

少しでも深い呼吸で眠る習慣ができると、安心（心の余裕）が生まれ、日中活動しているときや困難が立ちはだかったときも、それを乗り越えるエネルギーが湧くようになります。

そして、「明日はこうなるといいな」と思うことに焦点を合わせます。心配や不安よりも、望むことを思い描いて「だから、大丈夫」「必ず整う」「こうなる努力をしよう」というような安心言葉を潜在意識に与えるのです。

「そうは言っても、うまくいくはずがない……」と頭で打ち消してしまうと、その通りにしかなりません。周りの人たちが抱く不安や嫉妬、いらだちなどに巻き込まれないでください。そのような感情もすべて息とともに吐き出し、手放すようにしましょう。

自分の中に安心を浸透させるうち、仕事がはかどるためのキーワードが浮かんでくるでしょう。そうしたら、さっとメモを取って眠ってください。血行もよくなり余裕がうまれて、翌朝にはさらなる名案が浮かぶものです。


朝の新鮮な空気の中でゆったりとした深い呼吸を行い、「今日はよい日だ、いろいろと教えてね、助けてね……」と、自分の潜在意識に言葉をかけながら起床しましょう。

そして、『好きな言葉』で穏やかな会話をするように心がけましょう。そこにも心が目覚めて意思を使う秘訣があります。そうすることで、安心をベースとして仕事へ向かうことができます。万一「よく眠れなかった」場合には、呼吸を意識してお過ごしください。よい睡眠とは、一日に一回は【安心呼吸】をして、日中よく活動し、寝る前に体をほぐす。必要なら【心と呼吸セルフケア】を行ううちに得られるものです。

健康やダイエットのために夕飯を早い時間に摂っている方は注意が必要です。睡眠中に空腹を感じると熟睡できません。食べる時間や食べる量の加減を調整してください。

いびきのことで気になる場合は、睡眠時無呼吸症候群の可能性があります。その不安がある方は専門医を受診しましょう。

普段の食事にも意識を向けよう

私たちは、ときどき食習慣を見直すことも必要です。祖父母世代が生きていた時代と比べれば、脂肪や糖分の多い食品を摂りすぎている傾向があるので、食習慣に心を向けなければなりません。

かつて私が東洋医学を学んだ際、大地に対してお米を育んでくれたことへの感謝の念があふれました。糖質の多い食品を摂り過ぎてお米を控えてしまうのは、じつにもったいないことです。

身土不二、医食同源という見地から考えると、日本人に合う食物は、すでにきちんと与えられているのだと実感します。自分の心の目を覚まして呼吸を意識していくのと同じように、食習慣にも心を配りましょう。

ただし、人からご馳走になるときには、食事制限の指導がない限り「これは健康によくない」などと考えず、感謝して召し上がってください。よく噛み、ゆったりとした気分で食事をすれば、至福感とともに宇宙にみなぎる安心を感じることができます。

あなたがどのような気持ちで呼吸し、どのような気持ちで食事をしているか、宇宙は知っています。体を動かして血行をよくすることや、食べ物が自分の体を育てていることにも意識を向けましょう。

第6章 人は究極的には安心したい

安心を得るための生き方へ

一人ひとりの心の中に、安心はあります。

それを、宇宙にみなぎる安心と波長を合わせて、自分の心の奥から引き出すのです。宇宙にみなぎる安心を吸い込み、心の中にある不安を手放すゆったりとした深い【安心呼吸】に集中すると、すでに心に備わっている「安心」はちゃんと引き出されてきます。

自分の安心は、他人には見えません。他人の安心も、自分からは見えません。自分にとっての安心も、他人にとっての安心も、時と場合で違います。

私たちは一人ひとりが魂を昇華するための過程を歩んでいる最中です。それぞれのステップに合わせて進んでいます。人の幸福感や満足感は外側からはわからないものです。他人と比較せずに自分自身を見つめながら、ゆっくりと成長していくことが大切なのです。その過程や個性を大切にして、人生を安心しててい ねいに歩んでいきましょう。

あなたの目の前で展開する出来事は、良し悪しで判断はできません。すべては気づきを促すために起きているのです。

相手のために、どうしてもこれだけは言っておきたい。そう望むのであれば、相手に伝える前にまずは【心と呼吸セルフケア】を行ってください。そして、相手に対して抱いている責めとがめる気持ちを、吐く息とともに手放します。続いて『好きな言葉』を吸い込み、心の余裕をもって相手に伝えましょう。あとのことは宇宙に委ねればよいのです。

そうするとあなたの気持ちが相手へ伝わり、「あのとき言ってもらってよかった」「あの一言がなかったら、よい結果にはならなかった」と相手に感謝される日がくるでしょう。

あなたが【心と呼吸セルフケア】を実践してから伝える言葉には、相手に気づきと理解を与える力があります。相手に気づきと感謝が起これば、本当の解決になり、安心できる結果を得ることになるのです。

親との関係と安心

私たちはたいてい、この世に生まれてすぐから両親とは密に接しています。とくに母親は、胎児の頃より子どもとともにいるので、母と子は多くの影響を与え合っています。

親に対する思いは、きょうだいであってもそれぞれに異なります。しかし、きょうだい全員が親を愛していることには違いありません。わだかまりや葛藤が少ない親子関係もあれば、互いに相容れない親子関係もあります。

たとえば、愛情表現が下手な母親のもとに生まれた子どもは、「母親とはうまくいくはずがない」と思うことでしょう。本音では、母親と愛し愛される関係性を望んでいながら、「愛し愛される関係なんてあり得ない」と思い込んでしまうのはなぜでしょうか？

それは、母親への理想や期待を何度も裏切られたからです。また裏切られるのではないかと疑心暗鬼になり、希望がもてないのです。抗い切れない不安や怖れがあるため、あきらめるしかないという消極的な気持ちになるのでしょう。

心の奥底にある感情に目を背け、本音を無視してはいませんか？

本音を無視すると、親子間だけでなく人間関係のさまざまな場面でトラブルを生み出してしまいます。愛の受け取り方も、愛の与え方も模索状態なので、人生をあくせくと生きることになりかねません。その関係性をスムーズにすれば、穏やかで幸せな人生へと切り替えることができるのです。

あなたは愛し愛され、喜びに満ちた生き方を選ぶことができます。

人は皆、何らかの悩みやストレスを背負って生きています。あなたと同じように、あなたの親もまた悩める存在であり、そうせざるを得なかった理由があります。精神的には等しく発展途上な段階なのです。

あなたが親を許せない気持ちになったり、親の言動に対してとがめる気持ちが湧き起こった場合、「親のほうが自分の悪いところに気づいて反省し、変わるべきだ」と思うかもしれません。しかし、親が変わることを待っていては、そのうちどちらの人生も終わってしまうでしょう。

親の欠点を許せずにいると、今度は自分自身が親になったときに同じような状況を招いてしまいます。なぜなら、その思いが心に種をまくからです。種は、良し悪しに関係なく実を結びます。

誰が良いとか悪いということではありません。気づいたほうが先に【心と呼吸セルフケア】を実践してください。

心の目が覚めるので、これまで親にネガティブな反応をしてストレスを自分で取り込んでいたことがわかるようになります。セルフケアにより『好きな言葉』で反応できるので、客観的にあるがままを受け止めることができ、安心して自分の人生を楽しめるようになります。まずは自分が気づきを得て、自分を愛し、安心と自由を味わうことが先決です。

親とうまくいかないと思い込んでいる
ネガティブに生きている親を情けないと思う
自分の欠点ばかり見る親を許したくない

このような感情が湧き起こる場合には、【心と呼吸セルフケア】を実践してください。事態は紆余屈折しながらも、よい方向へと変容し、必ず道は開けます。

道が開かれる過程において障壁がそびえ立ち、前に進むことをあきらめたくなる状況が起こるかもしれません。そのネガティブな体験にこそ、成長へのヒントがあるのです。

どんなことがあってもあきらめずに、「このことを通して、すべては整う」と信じ、自分がめざしている本音へ一気に駆け上がりましょう。心の奥底にある希望を信じるのです。自分の本音に対して素直に正直になれば、願いが叶ってその通りの結果を招き、安心を得ることができます。


親との関係についても同じこと。せっかく現世で出会った仲なのです。許し合い、助け合い、喜びを分かち合いながら、魂を高めるチャンスにしてください。

一方で、早くに親を亡くした方は、とてつもない悲しみや寂しさに襲われたことでしょう。たとえどんなに親を愛し、尊敬していたとしても、「生きていたらもっと幸せになれたのに」「こんな苦労しなくてもすんだのに」などと心の奥底で嘆くこともあるかもしれません。あなたの抱えるその気持ちを優しく受け止めて、【心と呼吸セルフケア】を行うことをおすすめします。

そして、目を閉じて心の中で宇宙の創造主とつながり、自分の気持ちを打ち明けてください。時とともに少しずつ、心の整理ができてくることでしょう（親以外の身内を亡くした場合にも、同様に考えてください）。

子育てと夫婦と家族と安心

どのような親であれば、子どもは安心できるのでしょうか。

まずは5歳児の自分に戻ったと想像して、親の心を観察してみてください。

10歳の自分ではどうですか？

15歳の自分ではどうですか？

親としてもっとも大切なのは、心配や取りこし苦労、不安の心で子育てをしないということ。子どもに正しいことや間違っていること、危険なことを教えるのは親の務めですが、普段何気なく口にしている人の陰口や批難、うわさ話は、わが子に不安や敵対心を植え付けることになります。

そして、親のプライドを満足させるため、他人との比較によって「こうでなければ幸せになれない」などと子どもに発言していませんか？　そのような言葉は心の目覚めとはほど遠い意識で発せられ、心がクモっています。

幸福とは、個性がいきいきしていることとも言えます。

また、教育ならぬ「共育」という言葉がありますが、子どもは親の心を育て、自ら成長するきっかけを与えてくれる存在です。子どもの言動によって自分を省みることができるからです。その機会を喜んで受け入れましょう。

心のカギを『好きな言葉』の方向へ回した親が、子どもの人格を尊重して向き合うと、子どもは自らの意思をよい方向へ使うようになります。能力を発揮することにもつながっていきます。

本人の考える力を信じて明るく接し、愛することが基本なのです。

【心と呼吸セルフケア】を実践して自分の中にある不安や怖れを手放し、心の目を覚ましましょう。

子育てをしている母親が安心していると、家庭も安定します。

最近では共働き家庭が主流になり、なかには妻が大黒柱で夫が専業主夫というケースも増えています。どんなスタイルの家庭でも、夫婦はお互いが助け合い、高め合い、尊重し合うことが大切です。

子どもを育てるのは、まずは両親の責任だ。そう考える進んだ国の人々は、「人生とは、仕事も子育てもオフタイムも楽しむもの。職場と家庭の責任バランスを取り、リフレッシュしながら仕事に集中する」という生き方をしています。

心身のバランスが取れているので自律神経も整い、エネルギーをすり減らすことがありません。家庭でも職場でも、安心であるために「安定」を生み出していくことができます。家族が集う団らんのとき、楽しい会話で安心を与え合うゆとりがあれば、子どもはその結果を受け取るでしょう。もちろん、家族の感情の行き違いなどを通して学ぶことも多いのですが、やはり家庭は安定がいちばんでしょう。長い目で見れば、心身の健康にもつながるのです。

妊娠・出産・育児をする女性の安心は、目に見えない豊かさを生み出します。

当然ながら、専業主婦も立派な仕事の一つ。社会に取り残されているような気持ちを味わうこともあるかもしれませんが、ゆとりある気持ちで子どもを保育し、教育することができます。

子どものよき話し相手となり、自分と家族が安心できる環境をつくる。それは目には見えませんが、将来の豊かさを生む立派な仕事をしていると言えます。

仕事をもっている人でも、専業主婦であっても、ひとり親家庭であっても、安心できる家庭づくりを実践していれば、必ずそのような結果を受け取ることができます。生い立ちも感受性も一人ひとり違うのですから、個性に応じて仕事を選んでもよいのです。安心・幸せ・生きがいを感じることは人それぞれに違います。あなたの心が喜び、安心できる道を選んでください。

家族間でふとよぎる感情や悩むときの【心と呼吸セルフケア】

《例1》
○○が、今日も△△△のことで私を困らせるに違いないと考えてしまう。呼吸も不安定になってしまう。そのような気持ちがあることを教えてくれてありがとう。今日も○○が困らせるに違いないと疑うその気持ちを、吐く息とともに手放します。そして、宇宙にみなぎる信頼、安心……を吸い込みます。もう大丈夫。

《例2》

子育てが思うようにいかず、子どもにこのような問題が起きたのは自分のせいだと責めてしまう。呼吸も浅くなってしまう。そのような気持ちがあることを教えてくれてありがとう。私が悪いと感じ自分を責める気持ちを吐く息とともに手放します。私は宇宙にみなぎる安心、明朗、知恵……を吸い込みます。これからは、どんどんよくなっていきます。

とくに相手を責めがちな性格傾向の方は、自分自身も責めがちです。【安心呼吸】のあとに「私は、自分のすべてを許します」と唱えるようにしましょう。毎日数分でもよいのでそう想ってください。

これを習慣化して積み重ねていくと、自分の心の姿を客観視できるようになります。まずは自分を許すことが先決だと気づき、相手の欠点にフォーカスすることがなくなるからです。いつの間にか、嫌いな○○さんのことを「私は○○さんのすべてを許します」と思っている自分に気づくでしょう。

嫌いな人を好きになるのは大変ですが、心の世界で許すことはできるのです。とらわれがなくなるので、落ち着いて好きなことや仕事にも専念できます。

自分の潜在意識（聖なる場所）と相手の潜在意識（聖なる場所）は必ず通じ合っています。人それぞれ相手に対して感じること、悩むこと、要求したいこと、直してほしいことは異なります。状況に応じて湧き出てくるネガティブな感情を吐く息とともに手放せば、本来望む状態（良好なコミュニケーション）を得ることができます。

自分の魂の声はもちろん、子どもの意見、夫（妻）の意見にも耳だけでなく心も傾けてください。すべては整っていきます。私たちの心や意思には、抵抗せずに安心して聴く力が備わっています。安心して聴けば、安心できる方向へと整います。【安心呼吸】と【心と呼吸セルフケア】を実践していくうちに必ずその力が培われていきます。

情報あふれる社会の中で安心をめざす

安心は、原因を取り除くことによって得られるものではありません。新しい呼吸の習慣を身につけ、心の目を覚ませ、見方を変えることによって真の安心は得られるのです。

もしも職場の人間関係でのトラブルや仕事の負担を強く感じている方が、異動・退職・転職などを考えていたとします。大事な決断をする前に、必ず【心と呼吸セルフケア】を行ってください。「自分の感情を整理整頓して、心をクリアにしてから次に向かいなさい」と潜在意識が教えてくれるでしょう。

また、あなたにとっての苦手な話題、人の陰口や噂話が展開されるとき、その内容に良し悪しの判断を下そうとすれば、あなたもその情報に振り回されることになります。周りに同調して『嫌いな言葉』を取り込む必要はありません。たとえ本心でなくても、陰口を言えばその結果は間違いなく自分に跳ね返ってきます。相手がどうであれ、宇宙にみなぎる素敵なエネルギー、『好きな言葉』とつながっていることはできるのです。

国内や海外を問わず、事件や事故や災害など気分が暗くなるようなニュースが日々報道されています。それらを見聞きしたとき、怒りや悲しみや憐みなどのさまざまな感情によって心が揺さぶられることも多々あるでしょう。

そんなときにも【心と呼吸セルフケア】を実践して自分を客観視し、心と呼吸を安心させることが大切です。被害に遭われた方々が元の生活に戻れるように願い、幸せと回復を祈るのです。その祈りはよい種まきであり、地上に、そして宇宙に届きます。

いまの呼吸は、宇宙とともにありますか？
いま考えていることは、あなたが喜ぶことですか？
いま話していることは、あなたが安心できることですか？

あなたの安心は、いま宇宙とともにあります。

あなたというご主人さまが潜在意識・宇宙の創造主とつながることは、最大の味方をつけているということです。

忙しさの波に呑み込まれ過ぎずに、ひとりの時間を大切にしましょう。

人は、究極的に安心したいのです。安心したいから、家庭を築きます。安心したいから、仕事に就いて収入を得ます。安心したいから、人とつながりをもちます……。

「別に、不安なんてありません」と言う方もいるでしょう。

ところが、極端な言い方をすれば私たちは「安心」か「不安（怖れ・心配）」のいずれかの状況下で生きているのです。気づかないうちに「不安」で予測し、物事の解決方法を組み立てたり、コントロールしているものなのです。

【心と呼吸セルフケアメソッド】を、あなたの代わりに誰かがやるわけにはいきません。ご主人さまであるあなたが実践して、安心することで幸福を味わうのです。

実践をはじめる際には、手帳に日付を記入してください。実践して数カ月から半年が経ったとき、心と呼吸チェックリストを再びチェックしてみましょう。

第7章 心の中にある素敵な能力を現在と未来に使う

心の世界への誕生

あなたは素晴らしい。

かけがえのない命。光に包まれて母の胎内、子のお宮にたどり着きました。

安心できる家庭、不安な家庭、厳しい家庭、笑いの絶えない家庭……。あなたはどんな環境下で、どう感じて生きてこられたのでしょうか。

生まれてから多くのことを体験し、さまざまな感情を味わい、心の習慣を身につけました。無邪気さや素直な心が培われ、または壊された……。

あなたは確かに、無邪気でかわいい子でした
あなたは確かに、自由で明るい子でした
あなたは確かに、ポジティブに考えることができる子でした

誰かに、何かにそれを覆い隠されてしまったのかもしれません。しかし、それは覆い隠されているだけです。覆い隠しているベールを剥ぐことができるのは自分自身。そこに静かに戻ってみましょう。楽しいこともたくさんありました。これからもたくさんあるはずです。自分や他人のネガティブな感情にとらわれ、心にまとうのはもうやめましょう。

それよりも、いまから自分自身とどう楽しくお付き合いをしていけば安心できるかが重要です。

たったいま、自分がどう生きるかを選ぶことができます。心も呼吸も、宇宙の素敵なエネルギーとつながるツール。心と呼吸を客観視して、セルフケアをする新しい心の習慣で生きることができるのです。

第２章でもお伝えしましたが、それは掃除や物を片付ける行為に似ています。棚を掃除して、必要な物や好きな物だけを改めて棚に片づけます。心の世界もそれと同じです。誰の中にも『好きな言葉』がたくさん存在しています。

自分のよい点をどんどん出してかまいません。心の奥底には知恵のある霊魂が、潜在意識が、ここから出してほしくてもがいています。いま以上に心の笑顔を増やし、喜びを表現してほしい、内から外へ出たいと待っています。

私たちは一人ひとり、肉体的には母親から生まれましたが、魂の成長は自分の心の中から生み出しています。それはすべての人に平等に与えられたチャンスです。魂は本来、宇宙の創造主である神から生まれ出たもので、いまもなおつながっている存在です。時代を超えて生き続けてきた魂には、ずっと生命があり、活動しています。

だからこそ、セルフケアや瞑想、祈りを通して、他人の振りを見て自分を見つめ直したり、制したり、向上し成長することができるのです。

いまの喜びや楽しみ、未来の夢を書いてみよう

心の内側の潜在意識に、静かにたずねてみてください。「日々どのような気持ちで過ごしたいか」「これから、本当はどう生きたいか」と。

自分の人生をどう形づくりたいかを明確に希望して、それに向かう努力と信念に応じて結果を得るのです。それを書き出すと、周囲にさまざまな空気が流れてもぶれない心になるので、心が目覚めるベースとなります。

なかには書き出すことなく、心の世界に想い描いて夢を実現する方もいるでしょう。

スケールは1日単位。1カ月から数十年を要する場合もあるでしょうが、まずは書くことです。家族、仕事、職場、または地球規模の壮大なテーマでもかまいません。安心できるもの、平和的なもの、個性がいきいきとするもの、良心からくるもの、明るい気持ちになれるものなど、自分と自分の周囲で起こってほしいことを書きます。

目標や希望については、否定感（こんなことは無理、反対されるだろうという思い）を気にせずに書いてみましょう。

10代であろうが、60代であろうが、何歳であろうが、専業主婦であろうが、現在の自分の年齢や立場を気にすることなく書いてみてください。子育て後に起業したい夢を発見するかもしれません。そのための準備を着々と進めていくことができるでしょう。

私たちはつい先ほど誰かと交わした会話、昨日起こったこと、1カ月前のこと、10年前のこと、果ては幼児期に体験したことなど、あらゆる出来事を思い出して心の世界を観ることができます。これら素敵な能力を、「現在」というときと「未来」に明るくポジティブにいかしましょう。

ときに人は、限りある命のこの一瞬、大切ないまの時間を、人の失敗や欠点をあげつらうために使ってしまうことがあります。また、「こうなったらどうしよう」「こうなったら困るな」といったまだ来ない将来と老後の心身の不安などを、無意識に未来に描いているものです。

そして、まだまだ他人の言動にとらわれ、左右されたり、本音をねじ曲げたり、目の前のことにネガティブに反応して生きてしまっています。こうであればよかったのに……と無い物ねだりをして後悔するのです。

しかし、それは正しい描き方ではありません。自分の人生を祝福できていません。

私自身も、過去の夢物語に浸り、自分を慰めてきた経験があります。転校さえしなければ、幼なじみと無邪気に笑って楽しんで、子どもらしく成長し、心が安定していただろうに……。進学や子育ても、自分の意思を貫いていればこんな人生だったのに……。

あなたはこのよう後悔をすることがありますか。

深い悲しみを味わった方もいるかもしれません。深ければ深いほど、その感情は容易に手放せるものではありません。人間には心があるので、忘れ去ることがなかなかできないのです。

私たちは皆、さまざまな経験をしてここまで生きてきました。一生懸命に生きてきたことを、いちばんの理解者である潜在意識が知っています。これからでも実り多き人生にしてよいのです。その潜在意識に、これからどのような種をまいて生きていくのか、少し考えてみましょう。

希望は、本音に沿って安心して信じた分だけ叶います。信じる気持ちが蓄積されて花開きます。これまでは自己を否定したり、他人のネガティブな反応や意見に心まどったかもしれません。自信をなくし、夢実現をあきらめたかもしれません。いまの喜びや楽しみ、こうなったらよいことや、こうなりたいことを具体的に書き出してみましょう。

私たちは一人ひとりが成長の渦中、発展途上人です。私自身もそうです。自分の魂の成長過程を歩む者です。だからこそ、書いて心の軸を確認することが必要なのです。これからは「私を生きる」ために書くのです。それも自分を愛するという行為です。

《次のテーマについて書いてみましょう》

◎**大切にしていること**

（家族との団欒・独りの時間など）

◎**小さな楽しみ**

（映画や音楽鑑賞・ひなたぼっこ・自然散策・植物を育てるなど）

◎**どんなときに喜ぶか**

（家中がきれい・行きたい場所に行く・家族の笑顔を見る・自然を満喫するなど）

◎**ありがたいと思うこと**

（食べる物に困らない・毎日無事に帰宅できる・当たり前の生活ができる・歩くことができる・目が見えるなど）

◎どう生きたいか

（就寝前に安心呼吸をする・困ったときに【心と呼吸セルフケア】をする・オンとオフタイムを大切にする・楽しみや喜びを積み重ねるなど）

◎人間関係はどうなりたいか

（相手の欠点を気にしない・相手を尊重する・相手をほめる・子供の意見をていねいに聞くなど）

◎希望や目標

（旅行する・趣味の腕をみがく・仕事の営業成績をあげる・お店をオープンする・庭中を花畑にするなど）

◎今年の私・1年後の私・10年後の私・将来（老後）の私の目標、理想など

（心の笑顔が増えている・自分も他人も祝福している・健康で幸福で豊かに過ごしているなど）

こうして書き出してみると、自分がどのように生きると安心できて、幸せで喜べるのかがわかってくるでしょう。さらに恩恵に感謝して生きることは、日々明るい種まきをしていることに気づくのではないでしょうか。

このようなことを書くことができる私は幸せ者
その夢の実現に向かって過ごすって、ありがたい
小さな楽しみも喜びもたくさんあって、幸せです！

このように潜在意識に言ってください。それも宇宙に広がるのです。
しかし、目標達成や夢の実現を信じる力は、心の中、霊魂の中に蓄えるものです。ワクワクしても、心の静寂な空間に戻ってください。もしかしたら書き直したり付け加える部分も出てくるかもしれません。
ご主人さまであるあなたが、このリストに向かって生きると決めると、潜在意識は喜び、理想や夢の実現に向けて必要なチャンス（人材、協力者、物、事など）を与えます。ご主人さまであるあなたが書いた内容は、宇宙へと広がり、創造主がそれに必要なものを与えはじめるのです。

目に見える変化はなくても、結果を得ようとコントロールする必要はありません。つかもう、つかもうとしなくても時期は得られるのです。日々楽しく穏やかに、目標に向かって努力して生活するだけでよいのです。

【心と呼吸セルフケアメソッド】を行って、宇宙の創造主とつながり、心を合わせるだけでよいのです。他人のネガティブ放送に負けず、宇宙に広がってもよいことを日々想い、語り、行動していきましょう。

宇宙にみなぎる素敵なエネルギーと心の奥底の思いはつながっているので、チャンスやインスピレーションを無視せずにつかむことができます。何気なく開いた雑誌や新聞、ふと思いつくインスピレーション、友人の話す内容にアイデアを得ることもあるでしょう。リラックスしているとき、睡眠中の夢からヒントを得るかもしれません。それらが次々とつながって夢や希望が叶うのです。

もしかしたら、実現する途中に不利と思える事態が発生するかもしれません。そんなときは動揺することなく、さらによくなるための心の掃除や片づけだと考えて、【心と呼吸セルフケア】を実践しましょう。そうすると困難な出来事の中に必要なヒントや示唆があることに気づきます。

　私の人生に与えられたすべての人や事象（生まれもった私の性質、両親、転校、宗教、進学、結婚、子育て、体調不良の経験、勤務で得た知識と知恵等）は、創造主から与えられた深い意味のあるギフトだと気づきました。現実的によいとは決して思えない経験であっても、すべては今回の人生で魂の掃除に必要なことであり、魂が次なるステップに向かう過程だったのです。そのことに気

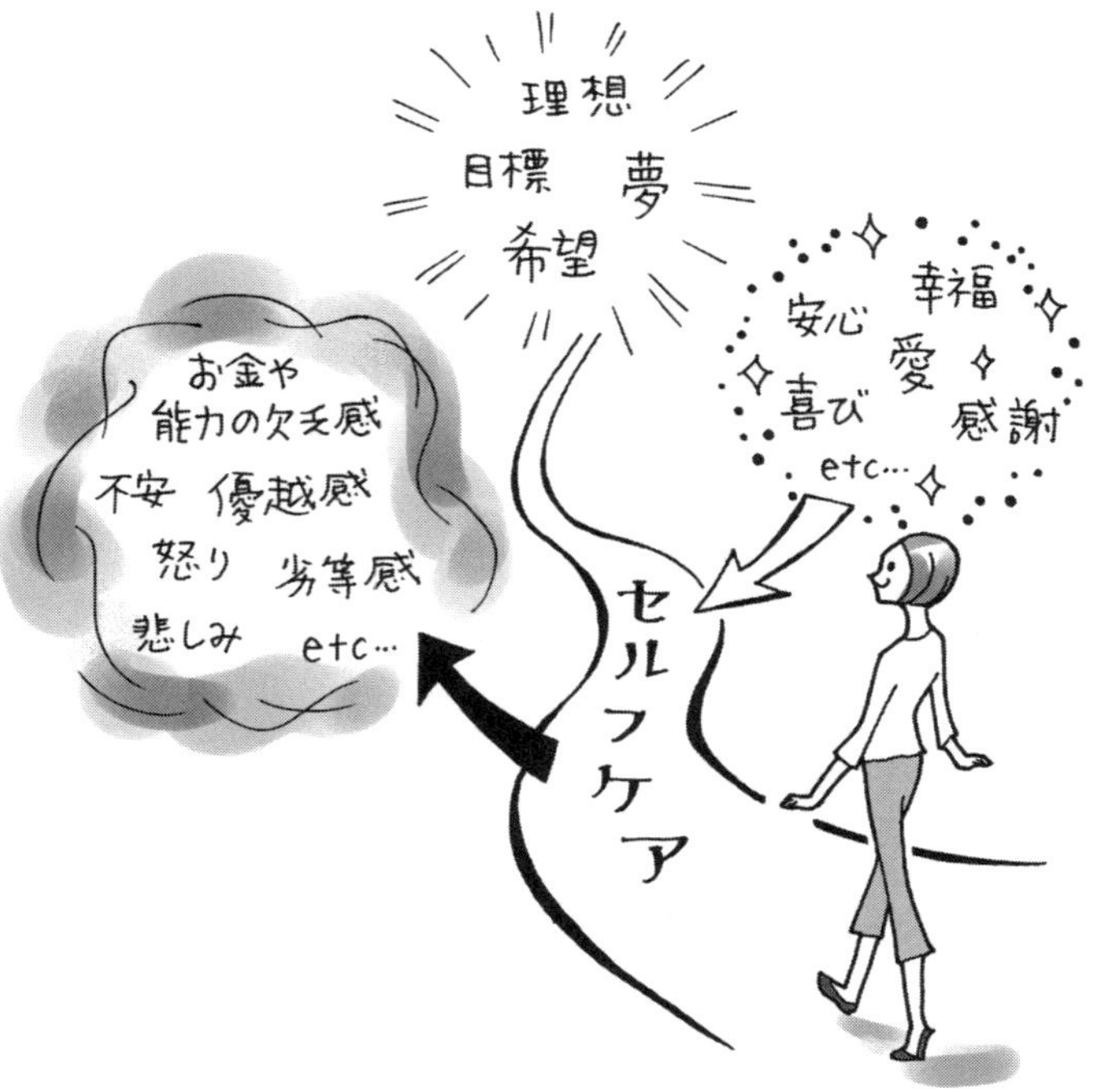

づくと、宇宙の創造主である神に守られ、導かれていたことがわかるようになりました。それは誰の人生にも当てはまります。宇宙の素敵なエネルギーとつながり、意識レベルを変えれば、いくらでもよい人生にしていくことができるのです。

本書でお伝えしている内容は、私が退職後に分散して書き留めていたものをまとめています。私が自分の生に与えられたすべてのことを淡々と受け止め、愛する気持ちになった結果、【安心呼吸】の習慣がはじまり、一つにつながりました。そして、このメソッドが確立したのです。

人生というのはそれほど意義深く、価値があるものなのです。

新しい習慣を身につけ、希望をもって少しずつ前へ進みましょう。それを潜在意識に植え付けて、喜びや幸せを収穫してください。

新しい習慣や新しい生き方とは

新しい習慣や新しい生き方とは、どのようなことを指すのでしょうか。

【心と呼吸セルフケアメソッド】を通して、宇宙にみなぎる素敵なエネルギーとつながり、自由意志を使い、心のカギを『好きな言葉』の方向へ回す。『好きな言葉』の種を心にまき、それを味わう。素敵な能力を現在と未来に使い、幸せを感じ、それが人間としての意義ある人生をつくることだと気づく。そして、宇宙の創造主が与える酸素、水、空気、風、四季などのプレゼントを、毎日ありがたく受け取って生活していく。これらのことを指します。

もちろん、それでも日常生活には私たちの心を不安にさせることが起こります。安心して生きる気持ちを大切にする人々がどんどん増えることが望ましいのです。

安心して考え、安心して耳を傾け、安心して話し行動する。そのようにして自らを気分よく安心させることによって、自分とその周り（環境）を心地よいものにする。そして、安心して眠りにつく。安心して起きる。安心して日々を過ごす。安心して新たな未来を描く。描いたものを受け取る。受け取ったものや幸福を周りの人に分け与える……。すでにそのような生き方をして願望を叶え、幸せに暮らしている方も多いのです。それは楽しみながら努力を積み重ねていくうちに訪れる、一つの変化とその結果です。

心の世界と宇宙の創造主

一人ひとりに対する、宇宙の創造主の愛は平等。どんな人にも等しく愛が降り注がれています。生命活動に必要な太陽エネルギーや酸素などを与え、自分の内面を観るチャンスを与え、それぞれの魂の成長を見守っています。その愛から離れることなく、心の豊かさを味わう醍醐味を感じてほしいと願っています。【心と呼吸セルフケアメソッド】を通して心が目覚め、思考・会話・行動するとき、あなたは自分と周りに向けて愛を出しているのです。

愛とは反対の想いである愛をさえぎる気持ち（憎しみ・憤り・悲しみ・欲望など）も宇

宙に広がって活動しています。愛にもとづく言動も、愛に背く言動も、それぞれに活動し、創造されて実現していきます。

その結果を受け取るのも、私たち一人ひとりです。もう相手ではなく、自分の心を観ることが先決だということがおわかりいただけるでしょう。

聖書でいう「愛」は寛容であり、情け深い、妬むことをしない、高ぶらない、いらだたない……と続きます。仏教においては四無量心（慈・悲・喜・捨の四つの心）が説かれています。広い視野に立ち、相手の気持ちや立場を理解することは、究極的には自分を安心に導きます。「神も仏もあるものか」という言い方がありますが、神も仏もあるのです。

生死に関わるような問題に出くわしたとき、誰もが祈るでしょう。神を信じる、信じないなんてそのときは脳裏にありません。ただ素直に祈ります。

宇宙が休むことなく循環・換気して浄化してくれるように、目には見えないけれど活動している自分の感情に対して、日々【心と呼吸セルフケアメソッド】を実践すると、自分も地上も潤います。すべては循環します。

私たちはもともと創造主から生まれました。だからこそ、霊魂・潜在意識があるのです。

信頼されて、自由を与えられた存在なのです。

その自由な意志をどう使っていくか。心のカギをどちらに回すか。

「どうかよい方向へ回しておくれ。魂の声も宇宙の声も大切にして、ともに豊かさを味わい歓喜しよう。あなたに幸あれ」と創造主は見守り導いていています。

その聞こえざる声を感じてみましょう。その声に、心のカギを合わせて成長していけば、本物の安心を得て、もてる能力を発揮して、さらなる幸福を味わうことができるでしょう。

どんなことが起ころうとも、必ず整います。

私たちがうろたえ、とらわれ、心が騒ぎ、不安や怖れという『嫌いな言葉』を抱くとき、そのような言動をしてしまい、よい方向へ行くのが遅れるのです。

必ず整うと信じることです。その信じる力も私たちに与えられた能力であり、心の力です。

魂の成長は誰も強制することができません。宇宙の創造主でさえ、強制しないのです。一人ひとりがゆったりとした深い【安心呼吸】をして、人生を楽しみながらゆっくり、ゆっくりと魂を成長させていきましょう。

あとがき

宇宙と心と空気

空気は、きれいなほうがよいに決まっています。

家庭や職場の空気も、きれいなほうがよいに決まっています。

地球の表面を覆う空気も、きれいなほうがよいに決まっています。

手につかめないもの、目に見えないものに対して、もっと心を傾けるひとときをもちましょう。宇宙の創造主は、この瞬間も私たちがどのように魂の成長をしていくのか、どのように自由意思を使って知恵や愛を出し合い、家庭を創造し、地上を創造していくのかを見守り祝福しています。


この宇宙と人間には、創造主という偉大な存在からのプレゼントが張り巡らされています。酸素、太陽、水、大海、大地、食物、そして『好きな言葉』がもつ素敵なエネルギー。

「どうか知恵を出し合い、賢く、平和に、仲よく使っておくれ」と見守っています。

私たちはまず自分の心を見守り、祝福していくことです。

クリスマスに祈る。初詣で祈る。初日の出を拝む。朝日を拝む。ご先祖を拝む。神棚に祈る。食前食後に挨拶をする。五穀豊穣を祈る。代々受け継がれた田畑に祈る等々。日本人は自然や神の恩恵を信じ、大自然を大切にする心や精神文化を積み上げ、祈り、ここまできました。もともとスピリチュアルな生き方をしてきたと言えます。


無宗教の方も多いかもしれませんが、皆さん無神論者とは言いがたい生き方をしています。地上の祖先たち（じつは自分たち）は自然と一体になり、太陽や星々や土地、水などに祈る歴史を刻んできました。

フランスの画家ミレーが描いた『晩鐘』には、畑で野菜を収穫した夕暮れに、遠くから聞こえる教会の鐘に合わせて祈りを捧げている農夫婦の姿があります。現代人は、そのような畏敬の念から離れつつあるのではないでしょうか。

その日その日の始めや終わりに、どのような気持ちをもって生活しているか。未だかつて朝が来ず、夜が来ない日はありません。太陽のエネルギーも酸素も途切れたことはありません。雨が降り注いでも、雲の上には太陽が照り輝いています。地球が丸であり、円であり、それ以外の形になったことはありません。これからも正しく観て考え、使って欲しいと願っていることでしょう。

私たちは心の奥で、この宇宙、地上、世界、大自然が常に穏やかであり、安定していて安心できることを欲しています。

【心と呼吸セルフケアメソッド】を通して、目の前のゴタゴタした現象に戸惑うことなく自然の流れを心静かに眺めながら、荘厳な宇宙の動きと心を合わせて、小さな出来事も大切にし、喜びをもって祈る。意識して宇宙の創造主から離れずに生きる。いただいた霊魂を通してつながり、それを活かし安心して生きていきましょう。

朝の清まった空気、元旦の朝の凜とした空気に触れたとき、個人の精神性も、地上も、動植物も同じように呼吸をし、生きていることを感じます。

宇宙が常に換気してくれていることを感じます。人間も毎日毎日、心と呼吸の換気をする存在です。

一人ひとりのその積み重ねにより、個人の問題も、地上の問題も、時をかけてその時代ごとに少しずつ解けていきます。

さあ、宇宙にみなぎる安心を吸い込みましょう。

本物の安心を得たいと願えば、宇宙は助けてくれます。離れないでください。

おわりに

最後までこの本を読んでくださり、ありがとうございます。

私たちは、日々多くの人や情報と関わって生きています。さまざまな状況が起こります。どんな状況にあっても、感情を揺さぶられつつも、安心して生きる方法があるのではないかと思ってきました。

私は、大きな組織で働く中、さまざまな人間関係を見聞きしてきました。専門職においては心と体の病気や家庭問題、ひいては医療費の問題にも対面してきました。

私ごとになりますが、仕事の終了間際に電話相談や家庭訪問の依頼、関係機関からの問い合わせなどが入ってくることもしばしば。そのとき私の心は、仕事に専念したい気持ちと、子どもの保育園のお迎えや風邪を引いている子どもの受診ごと、家事などが浮かぶわけです。

そして、ストレスを味わう。保健師なのに、ストレスを溜めこんで体調を悪くする。まさか公私で味わったさまざまな経験がこのような本になっていくとは、当時は思ってもみませんでした。

人生は意義深く、価値あるものです。本書をまとめるにあたり、常に宇宙の素敵なエネルギーとつながりながら書いてきました。

この本が、あなたのよりよい人生の一助になることを願っております。

この出版にあたり、私の思いを最初から最後まで受け止め、私の世界観を尊重し、出版をあきらめそうになる私を待ち、協力してくださった真貝尚代さんと、常にていねいに向き合ってくださった野崎陽子さんには大変お世話になりました。心より感謝申し上げます。

最後になりますが、出版のチャンスを与えてくださったビオマガジン社に深く感謝いたします。

山城　美優喜

山城 美優喜（やましろ みゆき）

1958 年、沖縄県に生まれる。琉球大学保健学部保健学科入学（現医学部保健学科）。保健学科の仲間と医学科の学生とともに「東洋医学研究会」を立ち上げる。東洋医学の考え方と、図書館で見つけた九州大学名誉教授池見酉次郎氏の心身症に関する著書に影響を受ける。卒業研究は「看護的立場からみたマッサージ効果の一考察」。専門誌『クリニカルスタディ』（メヂカルフレンド社）に掲載される。
沖縄市役所職員として 23 年間、保健事業に携わる。生活習慣病予防においては、予防医療を実践するクリニックの院長らとタイアップし、教室形式の相談事業の実施に力を注いだ。
2006 年 12 月に市役所を退職。心身ともに安心して生きるコツを模索しはじめ、心と呼吸と自律神経、安心ベースにもとづくチェックリスト、偏頭痛に関することをまとめはじめる。2015 年、メンタルケア・アドバイザーの資格を取得。オリジナルの安心呼吸を発案してから、宇宙にみなぎるエネルギーと自分の心の中にある（魂に抱いている）エネルギーは一つにつながっていることを感じ始める。【心と呼吸セルフケアメソッド】を確立。

■ 問い合わせ先
MAIL ◎ m9645i@gmail.com
FAX ◎ 098-964-5192

安心して生きる　心と呼吸セルフケアメソッド

2018年9月13日　初版発行

著　者　山城 美優喜
発行人　西 宏祐
発行所　株式会社ビオ・マガジン
〒141-0031　東京都品川区西五反田8-11-21
五反田TRビル1F
TEL:03-5436-9204　FAX:03-5436-9209
http://biomagazine.co.jp/
編集協力　野崎　陽子
装丁/本文デザイン/DTP　堀江　侑司
イラスト　ツグヲ・ホン多
印刷所　株式会社 シナノ

万一、落丁または乱丁の場合はお取り替えいたします。

本書の無断複写複製（コピー、スキャン、デジタル化等）並びに無断複製物の譲渡および配信は、著作権法上での例外を除き、禁じられています。

また、購入者以外の第三者による本書のいかなる電子複製も一切認められておりません。

ISBN978-4-86588-031-1
© 2018Miyuki Yamashiro　Printed in japan

幸次元の扉が開いて、体・心・魂・運気が地球とともにステージアップ

anemone

ピュアな本質が輝くホーリーライフ

おかげさまで、創刊26年目！

1992年に創刊された月刊誌『アネモネ』は、
スピリチュアルな視点から自然や宇宙と調和する意識のあり方や高め方、
体と心と魂の健康を促す最新情報、暮らしに役立つ情報や商品など、
さまざまな情報をお伝えしています。

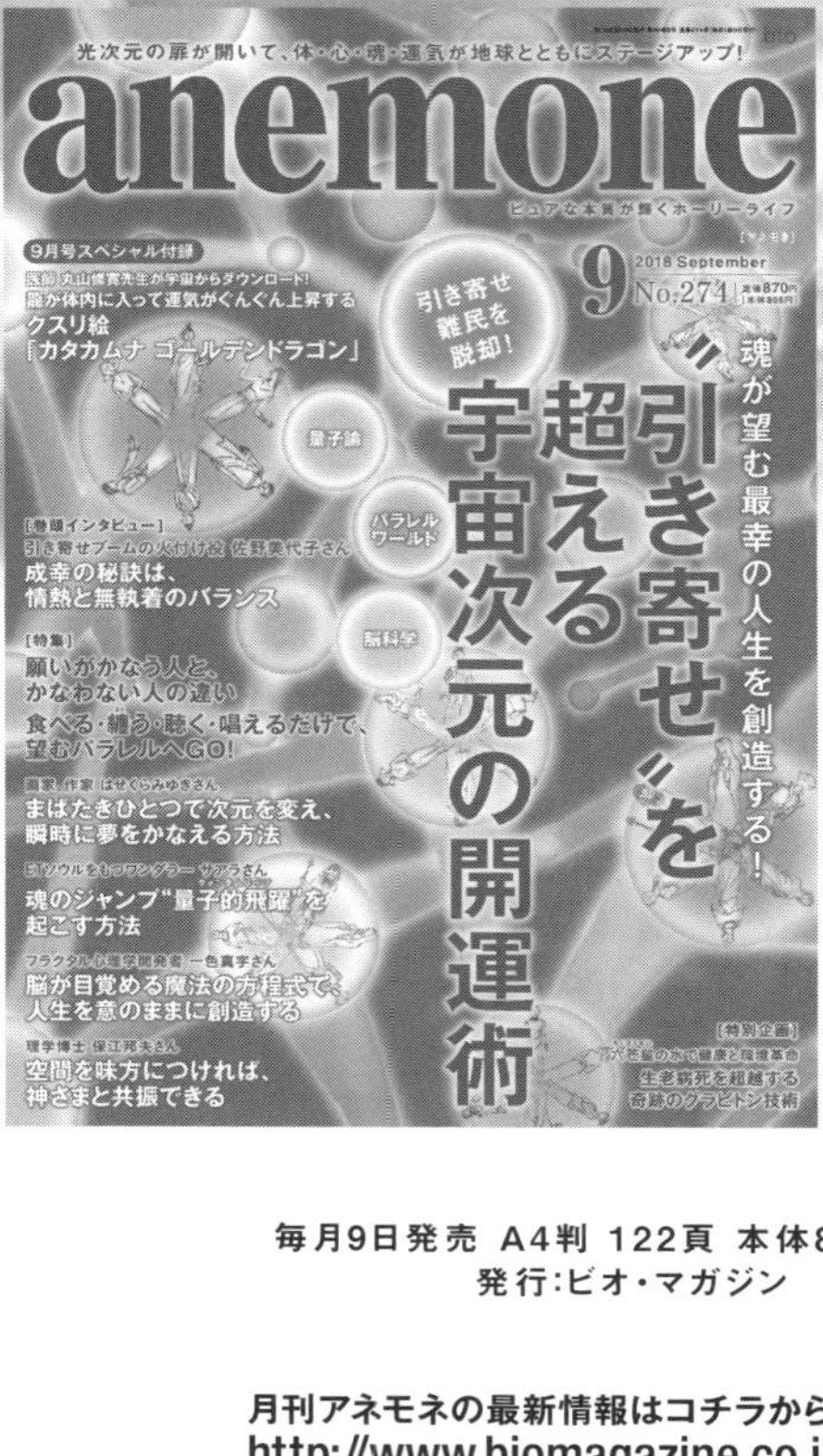

アネモネが
皆さまの心と魂の
滋養になりますように。

毎月9日発売　A4判　122頁　本体806円＋税
発行：ビオ・マガジン

月刊アネモネの最新情報はコチラから。
http://www.biomagazine.co.jp

anemone WEBコンテンツ 続々更新中!!

http:/biomagazine.co.jp/info/

アネモネ通販

アネモネならではのアイテムが満載。

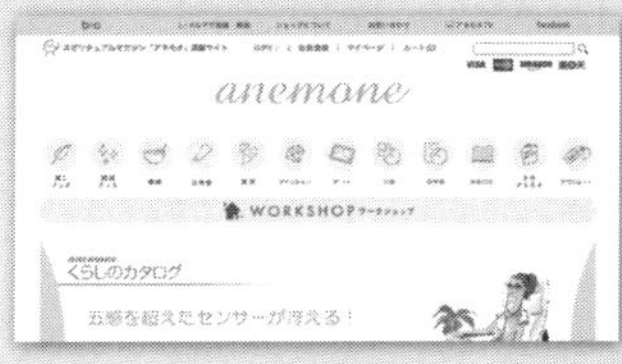

アネモネ通販メールマガジン

通販情報をいち早くお届け。メール会員限定の特典も。

アネモネイベント

アネモネ主催の個人セッションや
ワークショップ、講演会の最新情報を掲載。

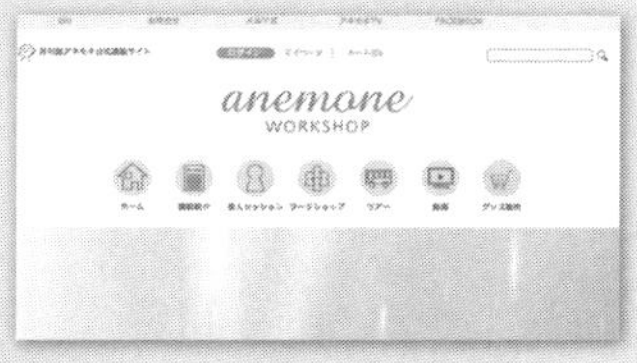

アネモネイベントメールマガジン

イベント情報をいち早くお届け。メール会員限定の特典も。

アネモネTV

誌面に登場したティーチャーたちの
インタビューを、動画（YouTube）で配信中。

アネモネフェイスブック

アネモネの最新情報をお届け。

ビオ・マガジンの新刊案内

内なる世界を育む、個性いっぱいのビオ・マガジンの本たち。
これからも、続々出版予定です。

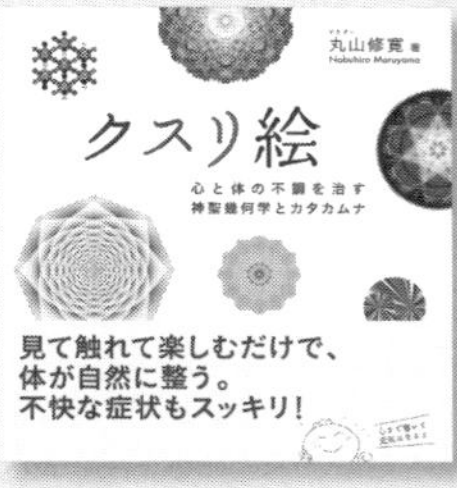

クスリ絵

丸山修寛 著
1,700円+税

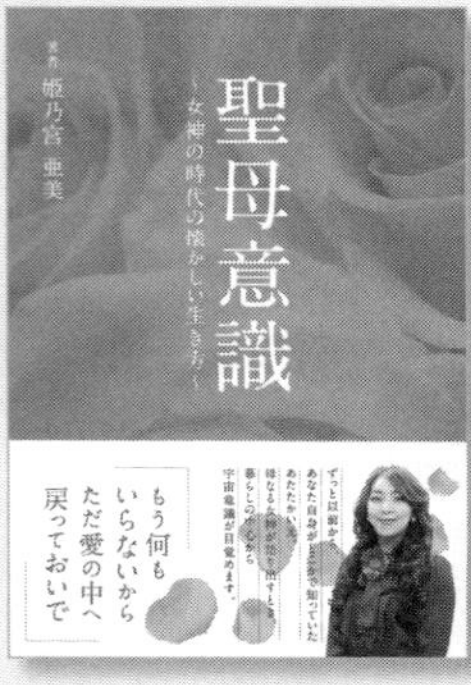

聖母意識

姫乃宮亜美 著
1,600円+税

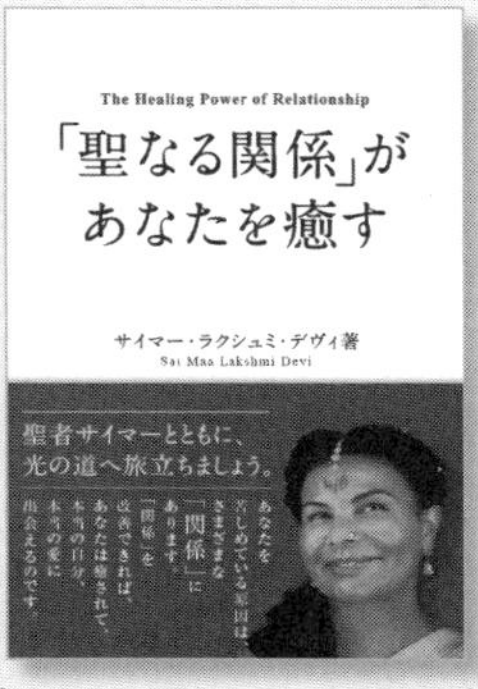

聖なる関係があなたを癒す

サイマー・ラクシュミ・デヴィ 著
1,600円+税

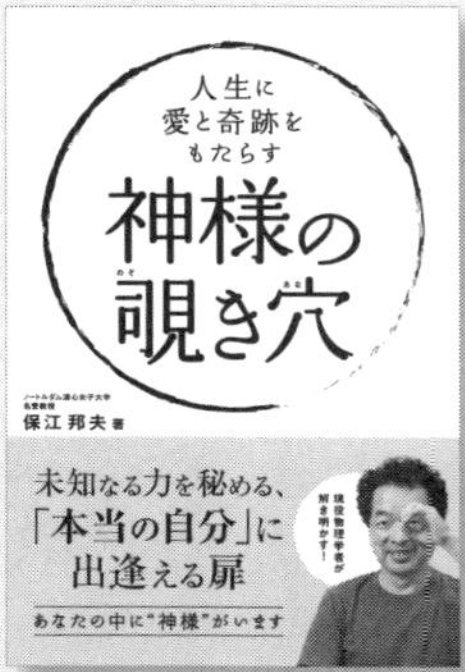

神様の覗き穴

保江邦夫 著
1,500円+税

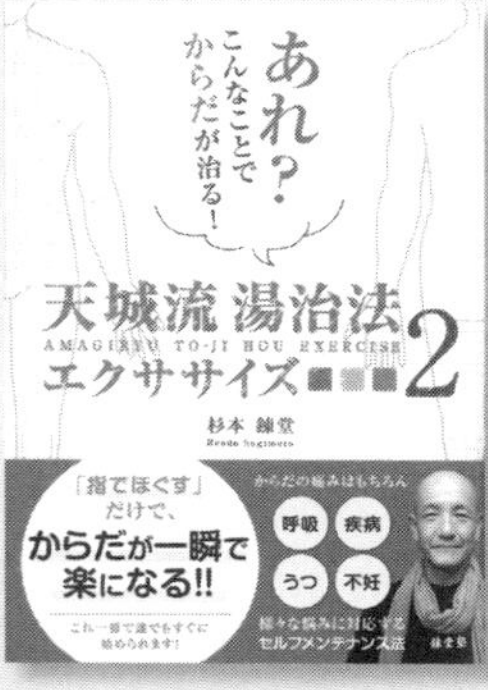

天城流湯治法
エクササイズ2

杉本錬堂 著
1,500円+税

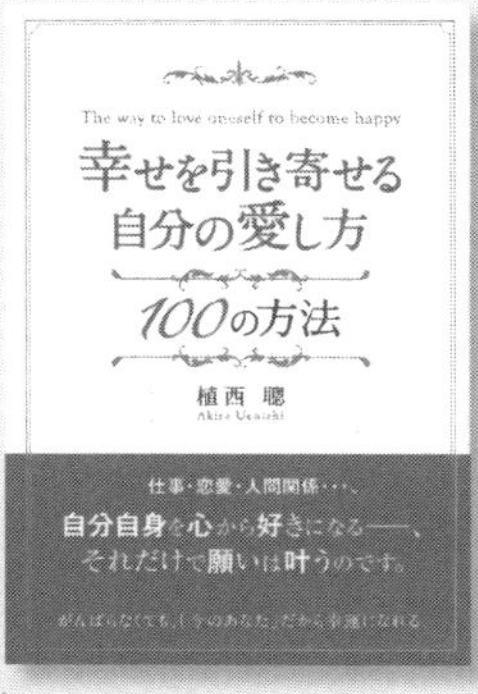

幸せを引き寄せる
自分の愛し方100の方法

植西 聰 著
1,200円+税

アネモネ公式サイト(http://biomagazine.co.jp)でもご紹介しています。